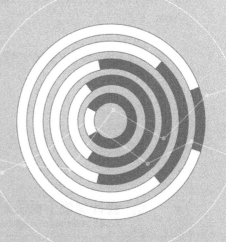

# 会计制度下
# 医院财务管理实践

唐 艳 主编

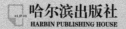
哈尔滨出版社
HARBIN PUBLISHING HOUSE

图书在版编目（CIP）数据

会计制度下医院财务管理实践／唐艳主编. -- 哈尔滨：哈尔滨出版社，2025. 1. -- ISBN 978-7-5484-8091-4

Ⅰ. R197. 322

中国国家版本馆 CIP 数据核字第 20242PL706 号

书　　名：**会计制度下医院财务管理实践**
KUAIJI ZHIDUXIA YIYUAN CAIWU GUANLI SHIJIAN

作　　者：唐 艳 主编
责任编辑：李金秋

出版发行：哈尔滨出版社（Harbin Publishing House）
社　　址：哈尔滨市香坊区泰山路 82-9 号　邮编：150090
经　　销：全国新华书店
印　　刷：北京虎彩文化传播有限公司
网　　址：www. hrbcbs. com
E - mail：hrbcbs@ yeah. net
编辑版权热线：（0451）87900271　87900272
销售热线：（0451）87900202　87900203

开　　本：880mm×1230mm　1/32　印张：5　字数：120 千字
版　　次：2025 年 1 月第 1 版
印　　次：2025 年 1 月第 1 次印刷
书　　号：ISBN 978-7-5484-8091-4
定　　价：48. 00 元

凡购本社图书发现印装错误，请与本社印制部联系调换。

服务热线：（0451）87900279

# 前　　言

　　近年来,我国政府推行了《政府会计准则》和《政府会计制度——行政事业单位会计科目和报表》,实现了各级各类行政事业单位会计制度的统一。这一改革旨在增强财政透明度,优化资源配置,提高政府治理效率。统一会计制度有助于规范财务行为,降低行政成本,并为政策制定提供准确的财务信息。在这一背景下,医院财务管理面临新挑战。作为公共服务机构和财政资金投入重点领域,医院需确保经济活动合规、有效、透明,以与政府会计制度相衔接。然而,传统财务管理模式已难以适应新形势,医疗技术进步和服务需求增长推高了运营成本,而政府会计制度改革则对医院内控、资源配置和财务决策提出更高要求。因此,本书旨在探讨政府会计制度与医院财务管理的关系,指导医院在新制度下完善财务管理体系。

　　本书一共分为六个章节,主要以会计制度下财务管理的应用与实践为研究基点,通过本书的介绍,读者可以对财务管理实践有更加清晰的认识,进一步摸清当前财务管理的发展脉络,为财务管理的研究提供更加广阔的空间。财务管理的理论研究仍然有许多空白需要填补,需要运用现代的先进教育理论、观念和科学方法,在已有的基础上进一步深入地开展研究工作,以适应不断发展的新形势。

# 目　　录

# 第一章　政府会计制度基本原理

## 第一节　会计制度的定义与功能

### 一、会计制度的定义

会计制度(ACCOUNTING SYSTEM)是进行会计工作必须遵循的一整套规则、方法和程序。它不仅仅是简单的记账和核算程序，更是对商业交易和财务往来在账簿中进行科学分类、准确登录、系统归总，并在此基础上进行深入分析、严格核实和及时上报结果的规范化、系统化的制度。会计制度在企业的财务管理中扮演着至关重要的角色，它是企业财务管理的基石。通过规范会计行为，会计制度确保了企业财务信息的真实性、完整性和准确性，这为企业决策者提供了可靠的财务数据支持，有助于他们做出正确的经营决策。会计制度有助于提高企业内部管理的效率和效果。通过统一的会计准则和规范的会计处理程序，会计制度促进了企业内部各部门之间的信息沟通和协作，有助于企业及时发现和解决财务管理中的问题，提高内部管理的效率和效果。此外，会计制度还是企业履行社会责任的重要体现。企业作为社会的一员，有责任向社会公众提供真实、透明的财务信息，会计制度通过规范企业的会计行为和信息披露,增强了企业的社会责任感和公信力,有助于维护良好的企业形象和信誉。国家统一的会计制度是由国务院财政部门根据会计法制定的,具有权威性和统一性。它不仅规范了企业的会计核算工作和监督制度,还对企业的会计机构和会计人员提出了明确的要求。这使得企业的会计工作有法可依、有章可循,提高了会计工作的规范性和专业性。同时,各地区和部门也可以在不与国家统一会计制度相抵触的前提下,制定本地区、本部门的会计制度或补充规定,有助于更好地适应不同地区和部门的实际情况,提高会计制度的灵活性和实用性。

## 二、会计制度的功能

### (一)规范会计行为

#### 1.统一会计准则

统一会计准则是会计制度中不可或缺的一环,它代表着在特定的法律框架、行政法规以及会计职业道德的规范下,为会计核算工作所确立的一套统一、标准的规则、方法和程序。其核心目的在于,确保不同的企业或单位在进行会计核算时,能够遵循相同或类似的准则和处理方式,进而使得各企业所产出的会计信息具备高度的可比性。这种统一性的实现,对于现代企业制度和市场经济的发展具有深远的影响。首先,统一会计准则有力地规范了企业的会计行为,它如同一把尺子,衡量着企业每一项经济活动的合规性,有效地防止了会计舞弊和失误的发生,保障了会计信息的真实性和公正性。其次,这套准则显著地提升了会计信息的质量。当所有企业都遵循同一套会计准则进行核算时,它们所产出的财务报表就具备了更强的可靠性和透明度,这为投资者、债权人以及其他利益相关者提供了更为清晰、准确的决策依据。再者,统一会计准则在维护市场经济秩序方面也发挥着不可替代的作用。它促进了企业间的公平竞争,防止了某些企业通过不正当的会计手段获取市场优势,从而保障了市场经济的健康、有序发展。

**2. 规范会计处理程序**

会计制度在详细规定会计处理程序方面,展现出了其严谨性和系统性。从原始凭证的审核开始,会计制度就强调了审核的重要性,要求会计人员对原始凭证的真实性、合法性和完整性进行严格把关,确保每一笔交易都有据可查。在记账凭证的填制环节,会计制度规定了统一的填制要求和格式,使得会计信息在传递过程中能够保持清晰和准确。会计账簿的登记更是会计制度规范性的体现,它要求会计人员按照规定的会计科目和记账方法进行登记,确保会计信息的分类和汇总准确无误。成本计算和财务报告的编制则是会计处理的最后环节,会计制度对此也做出了详细规定,要求企业采用合理的成本计算方法和财务报告编制基础,确保会计信息的真实性和可靠性。这些规定共同构成了会计处理的规范流程,有效防止了会计舞弊和错误的发生,为企业的稳健运营提供了有力保障。

**3. 提高会计人员素质**

会计制度不仅是一套规则和准则的集合,更是对会计人员专业素质和道德水准的明确要求。在任职资格方面,会计制度规定了会计人员应具备的基本学历、专业资格和实践经验,确保了从业人员具备基本的会计理论知识和实际操作能力。继续教育方面,会计制度强调会计人员应不断更新知识,适应经济发展的需要,保持与国际会计准则的接轨。更重要的是,职业道德作为会计行业的灵魂,会计制度对其进行了详尽的阐释,要求会计人员坚守诚信、保持公正,维护会计信息的真实性和完整性。这些规定共同提升了会计队伍的整体素质,为会计制度的有效执行奠定了坚实的基础。

## (二)提供决策信息

### 1. 历史数据与未来预测

会计制度在财务信息的处理上,不仅局限于对历史数据的简单记录和报告,更深入挖掘了这些数据背后所蕴藏的宝贵信息。通过对历史数据的细致分析和比较,企业的决策者仿佛拥有了一双"透视眼",能够清晰地识别出市场变化、销售趋势、成本波动等关键信息。这些信息不仅揭示了企业过去的经营轨迹,更为预测未来提供了有力支撑。决策者可以根据历史数据的分析结果,对企业未来的财务状况和经营成果进行合理预测。这种基于实证数据的预测,大大提高了决策的科学性和准确性。同时,这种预测也为企业的战略规划和目标设定提供了重要参考。企业可以根据预测结果,及时调整经营策略,优化资源配置,确保自己在未来的市场竞争中占据有利地位。

**2. 透明度与可比性**

会计制度在提升企业财务信息透明度方面发挥着至关重要的作用。它要求企业提供全面、详细的财务信息,确保每一项交易、每一个数字都经过严格的审核和记录。这种透明度不仅体现在财务报表的准确性上,更在于对企业经营策略、风险管理、市场前景等关键信息的充分披露。这种高度的透明度为外部投资者和利益相关者提供了一扇观察企业的"明窗"。他们可以通过分析这些财务信息,深入了解企业的盈利能力、偿债能力、运营效率等关键指标,从而对企业的整体财务状况和经营策略做出全面评估。这种评估为投资者提供了决策依据,帮助他们筛选出最具投资潜力的企业。同时,统一的会计准则和原则确保了不同企业之间财务信息的可比性。这使得投资者能够在更广阔的范围内比较不同企业的财务状况和经营成果,做出更加明智的投资选择。

**3. 支持战略决策**

会计制度所提供的财务信息在企业战略决策中扮演着举足轻重的角色。当企业面临重要的商业抉择时,每一步都离不开对风险和收益的细致评估。而在这个过程中,准确、全面的财务信息就如同企业的"罗盘"与"明灯",指引着决策的方向,照亮着前行的道路。会计制度通过其严谨的规定和流程,确保了这些财务信息的可靠性,使得企业在做出决策时能够基于坚实的数据基础,而非盲目地冒险。这种明智和有效的决策方式,不仅有助于企业规避潜在的风险,更能助力其在激烈的市场竞争中脱颖而出,实现可持续的发展与壮大。

# 第二节 政府会计要素和平衡公式

## 一、政府会计要素

### (一)政府财务会计要素

#### 1. 资产

资产在政府会计中扮演着至关重要的角色,它是政府履行职能、提供服务以及实现经济目标的基础。从定义上看,资产是由政府会计主体过去的经济业务或事项所形成的,并由这些主体所控制的经济资源。这些资源不仅具有预期的服务潜力,还能够为政府带来经济利益流入,从而增强政府的财政实力和公共服务能力。服务潜力是资产的一个重要特征,它体现了政府利用这些资产提供公共产品和服务以履行政府职能的潜在能力。无论是建设基础设施、提供教育医疗服务,还是进行环境保护和灾害救援,政府都需要依靠其资产来实现这些职能。因此,资产的管理和运用对于政府来说具有战略性的意义。经济利益流入则是资产的另一个重要特征。这种流入可以表现为现金及现金等价物的增加,或者现金及现金等价物流出的减少。这意味着资产不仅能够为政府带来直接的财政收入,还可以通过优化资源配置、提高使用效率等方式,间接地增加政府的财政收益。从流动性的角度来看,政府会计主体的资产可以分为流动资产和非流动资产两大类。流动资产主要包括货币资金、短期投资、应收及预付款项、存货等,这些资产具有较强的变现能力和较短的周转期,能够在短期内为政府提供资金支持。而非流动资产则包括固定资产、在建工程、无形资产、长期投资等,这些资产虽然变现能力相对较弱,但它们是政府长期运营和发展的重要保障。

## 2. 负债

负债在政府会计中具有特定的含义和重要性。它代表政府会计主体因过去的经济业务或事项而形成的,预期会导致经济资源流出政府会计主体的现时义务。这种现时义务是基于政府在当前条件下已经承担的责任和义务,与未来可能发生的经济业务或事项所形成的义务有明确的区别。理解负债的关键在于把握"现时义务"这一概念。这意味着政府会计主体必须根据现有的法律、法规、合同或其他具有约束力的协议,履行其偿债责任。这些义务是现实存在的,不是基于未来预测或假设的。因此,只有当政府会计主体在现行条件下确实承担了某种义务时,才能确认为负债。从流动性的角度来看,政府会计主体的负债可以分为流动负债和非流动负债。流动负债主要包括应付及预收款项、应付职工薪酬、应缴款项等,这些负债通常在一年内到期并需要偿还。流动负债的管理对于政府来说至关重要,因为它们直接影响政府的短期偿债能力和现金流状况。非流动负债则是指流动负债以外的其他负债,包括长期应付款、应付政府债券和政府依法担保形成的债务等。这些负债的偿还期限通常超过一年,有的甚至长达数十年。非流动负债的存在反映了政府在长期经济发展和社会建设中所承

担的责任和义务。无论是流动负债还是非流动负债,政府都需要
合理规划和管理其偿债计划,以确保财政的稳定性和可持续性。
同时,政府还需要加强负债的风险管理,防范和化解潜在的财政
风险。

### 3. 净资产

净资产在政府会计中是一个核心概念,它反映了政府会计主
体在扣除所有负债后所拥有的资产净额。这一指标对于评估政府
的财务状况和财政稳健性具有重要意义。净资产的金额并不是固
定不变的,而是随着政府资产和负债的变动而动态变化的。当政
府增加资产或减少负债时,其净资产会相应增加;反之,当政府减
少资产或增加负债时,其净资产则会减少。因此,净资产的计量需
要依赖于对资产和负债的准确计量。只有确保资产和负债的计量
准确无误,才能得出真实可靠的净资产数据。政府应当加强对资
产和负债的管理,确保其数据真实、完整、准确。同时,政府还应
当建立健全的内部控制和监督机制,对净资产的变动进行实时监控
和分析,及时发现和纠正可能存在的问题。

### 4. 收入

收入在政府会计中具有特定的定义和意义。它指的是在报告
期内,那些能够导致政府会计主体净资产增加的经济资源的流入,
这些资源蕴含着服务潜力或经济利益。换句话说,收入代表了政
府在某一时期内通过其运营活动或外部资助等方式获得的、可用
于提供公共服务或增强财政实力的资源。收入的确认对于政府会
计来说至关重要,因为它直接反映了政府在报告期内的财务状况

和运营成果。收入的增加通常意味着政府有更多的资源可用于履行其职能、提供服务以及实现经济和社会目标。需要注意的是,收入的确认必须遵循严格的会计准则和规定,确保其真实、准确和完整。

### 5. 费用

费用在政府会计中扮演着重要角色,它是衡量政府运营活动成本和经济资源消耗的关键指标。当政府为提供公共服务、履行其职能或进行其他运营活动时,必然会产生各种费用。这些费用可能包括员工薪酬、物资采购、设施维护、项目支出等,它们都是政府在运营过程中必须承担的成本。费用的确认和计量对于政府会计来说至关重要。通过准确记录和报告费用,政府可以更好地了解其运营活动的成本构成,评估资源的使用效率,并为未来的预算规划和决策提供有力支持。

## (二)政府预算会计要素

### 1. 预算收入

预算收入在政府财政管理中占据核心地位,它是政府会计主体在预算年度内依法取得的、并纳入预算管理的现金流入。简而言之,预算收入代表了政府在特定预算期间内预期能够获得的财政收入,这些收入将被用于支持政府的各项运营活动、公共服务提供以及经济社会发展。预算收入的确认遵循严格的会计准则和财政规定。一般而言,预算收入在实际收到时予以确认,并以实际收到的金额进行计量。这种确认方式确保了政府财政数据的真实性和准确性,避免了虚增收入或提前确认收入等不规范行为。同时,实际收到的金额计量方式也保证了政府财政的稳健性和可持续性,防止了因收入计量不准确而导致的财政风险。预算收入的来源多种多样,包括但不限于税收收入、非税收入、政府性基金收入、国有资本经营收入等。这些收入都是政府依法取得的,并纳入统一的预算管理体系中进行统筹安排和使用。通过科学合理的预算编制和执行,政府可以确保各项收入得到及时足额的收缴和入库,为预算支出提供有力的资金保障。此外,预算收入的管理也是政府财政管理的重要组成部分。政府需要建立健全的预算收入管理制度和内部控制机制,确保各项收入严格按照法律法规和预算规定进行收缴、管理和使用。同时,政府还需要加强对预算收入的监督和评估,及时发现和纠正可能存在的问题和风险,确保预算收入的合规性、安全性和有效性。

**2. 预算支出**

预算支出在政府财政活动中扮演着至关重要的角色,它是政府会计主体在预算年度内依法发生并纳入预算管理的现金流出。简而言之,预算支出代表了政府在特定预算期间内计划用于各项事务和项目的资金支出,这些支出旨在推动政府运营、提供公共服务以及促进社会发展。预算支出的确认遵循严格的预算执行程序和财政管理规定。一般而言,预算支出在实际支付时予以确认,并以实际支付的金额进行计量。这种确认方式确保了政府财政支出的准确性和真实性,避免了虚列支出或提前确认支出等不规范行为。实际支付的金额计量方式也保证了政府财政的透明度和可问责性,使得公众和利益相关者能够清楚地了解政府财政的实际支出情况。预算支出的范围广泛,涵盖了政府运营活动的各个方面,如员工薪酬、物资采购、基础设施建设、社会福利支出等。这些支出都是政府根据法律法规和预算安排,经过科学决策和合理规划后确定的,旨在满足公众需求、推动经济社会发展以及实现政府目标。预算支出的管理也是政府财政管理的重要环节。政府需要建立健全的预算支出管理制度和内部控制机制,确保各项支出严格按照预算安排和财政规定进行审批、支付和核算。同时,政府还需要加强对预算支出的监督和评估,及时发现和纠正可能存在的违规行为和浪费现象,提高财政资金的使用效率和效益。

### 3. 预算结余

预算结余在政府财政中是一个核心概念,它反映了政府在一个预算年度内收入与支出之间的差额,即资金余额。更具体地说,预算结余是政府会计主体在预算年度内,从预算收入中扣除预算支出后所剩余的资金,以及历年累积滚存的资金余额。这个结余不是简单的收入减支出,而是一个综合体现政府财政状况、预算执行效率和财政稳健性的重要指标。预算结余的存在,意味着政府在当前预算年度内,除了满足各项支出需求外,还有额外的财力储备,可以用于应对未来的不确定性和风险。预算结余包括两部分:结余资金和结转资金。结余资金是指在年度预算执行结束后,从预算收入实际完成数中扣除预算支出和结转资金后所剩余的资金。这部分资金通常会被纳入政府的财政储备,用于增强政府的财政实力和应对能力。而结转资金则是指那些在预算年度结束时,尚未执行完毕或因故未执行的预算项目支出,但这些支出在下一年度仍需要按照原用途继续使用的资金。这部分资金不会被视为结余,而是会被结转到下一年度的预算中,继续用于原定的项目或支出。对政府来说,合理管理和使用预算结余至关重要。一方面,政府需要确保预算结余的安全性和流动性,防止因管理不善而导致的资金损失或浪费。另一方面,政府也需要积极寻找和使用结余资金的有效方式,以提高资金的使用效率和效益,更好地服务于公众和社会。同时,对于结转资金,政府也需要加强管理和监督,确保这些资金能够按照原定用途得到合理使用,避免资金的挪用或滥用。

## 二、政府会计平衡公式

政府会计要素更加明确了政府资金活动的内容和内在关系,会计平衡关系也更加明显。会计平衡公式是会计要素之间内在经济联系的数字表达式,也称会计方程式。

会计平衡公式可表示为:资产=负债+净资产

它揭示了会计的基本要素之间本质的内在联系,是会计上设置账户、复式记账和编制会计报表的理论依据。政府会计按财务会计和预算会计要素分别平衡。

财务会计平衡公式为:资产=负债+净资产

预算会计平衡公式为:预算结余=预算收入−预算支出

## 三、经济业务的发生对会计平衡公式的影响

经济业务,通常是指企事业单位在进行生产经营活动过程中

发生的、能够用货币计量的、能引起会计要素发生增减变化的事项,也称会计事项或交易事项。经济业务是会计处理的具体对象。因此,不是经济业务,不必进行会计处理,例如企事业单位编制财务计划、与外单位签订购销合同等。而凡是经济业务,必须进行会计记录、处理并最后编制财务报告。

企事业单位在生产经营过程中,发生的经济业务是纷繁复杂、多种多样的,但是资产和权益的平衡关系是客观存在的,它不受经济业务变化的影响,即在企事业单位生产经营活动中无论资产和权益如何变化,都破坏不了资产与权益之间的平衡关系。

第一,无论经济业务多么复杂,从会计等式的左右两方来观察,都可归纳为以下四种类型:

(1)经济业务发生,只引起等式左方内部要素各项目之间发生增减变化,即资产类要素内部项目此增彼减的变化,增减金额相等,会计等式保持平衡。

(2)经济业务发生,只引起等式右方内部要素各项目之间发生增减变化,即负债类要素内部项目之间、所有者权益类要素项目之间或负债类要素项目和所有者权益类要素项目之间此增彼减的变化,增减金额相等,会计等式保持平衡。

(3)经济业务发生引起等式两方要素项目同时等额增加,即资产项目增加,负债或所有者权益项目同时也增加,增加金额相等,会计等式保持平衡。

(4)经济业务发生引起等式两方要素项目同时等额减少,即资产项目减少,负债或所有者权益项目也同时减少,减少金额相等,会计等式保持平衡。

第二,无论发生什么样的经济业务,都不会影响会计等式的平衡关系,会计等式恒等。

第三,经济业务发生,凡是涉及会计等式一方要素项目发生增减变动的,不但不会影响双方总额的平衡关系,而且原来的总额也不会发生改变。

第四,经济业务发生,凡是涉及会计等式两方要素发生变动的,会使双方总额发生增加或减少的变动,但变动后的双方总额仍然相等。

# 第二章　会计制度与医院财务管理的关系

## 第一节　会计制度对医院财务管理的影响

### 一、会计制度对医院财务管理的影响分析

#### （一）会计制度对医院财务管理环境的影响

会计制度作为医院财务管理的核心组成部分,其变革与调整不仅关乎医院的财务信息质量,更直接影响着财务管理环境的整体塑造。在全球经济一体化的大背景下,会计制度不断完善,国际财务报告准则(IFRS)等国际标准逐渐得到广泛采纳,这标志着医院财务管理的国际化趋势已日益凸显。随着 IFRS 等国际标准的推行,医院被要求采用统一的会计语言进行财务信息披露。这一变革不仅消除了跨国医院在财务信息比较上的障碍,也使得投资者和分析师能够更为便捷地理解和评估不同国家、不同行业医院的财务状况和经营绩效。这种标准化的财务信息处理方式,极大地促进了资本的跨国流动和全球市场的深度融合。同时,会计制度的严格性也为财务管理的规范性提供了有力保障。在遵循法律

法规的前提下,医院更加注重内部控制体系的建设和风险管理机制的完善。通过建立健全的内部控制制度,医院能够确保资产的安全完整、提供真实的财务数据,并促进各部门之间的协调和配合。而有效的风险管理则能够帮助医院及时识别和应对潜在的市场风险、信用风险和操作风险等,从而保障医院的稳健运营。

## (二)会计制度对医院财务管理目标的影响

会计制度作为规范医院会计处理和财务报告的纲领性文件,对于财务管理目标产生着深刻而长远的影响。它不仅仅是一系列的技术规范和操作指南,更是引导医院财务管理工作走向规范化、科学化的重要力量。在会计制度的严格约束下,医院被要求提供真实、完整、及时的财务信息。这意味着医院的财务管理目标必须与时俱进,与会计制度的要求紧密对接。传统的以利润最大化为单一目标的财务管理模式已经无法满足现代医院的需求,因为它忽略了医院财务信息的多维性和利益相关者的多样性。为了适应会计制度的要求和满足内外部利益相关者的信息需求,现代医院的财务管理目标逐渐转向多元化。财富最大化、医院价值最大化等目标开始受到广泛关注。这些目标不仅考虑了医院的经济效益,还兼顾了社会效益和环境效益,体现了医院的综合价值和长远发展。在这种多元化的财务管理目标导向下,医院需要更加注重财务信息的质量。除了保证财务信息的真实性、完整性和及时性外,还需要关注其可比性、可理解性和相关性。只有这样,医院才能提供高质量的财务信息,为内外部利益相关者提供有价值的决策依据。同时,多元化的财务管理目标也要求医院在财务管理工作中更加注重风险管理和内部控制。通过建立完善的风险管理机制和内部控制体系,医院可以及时发现和应对潜在的财务风险和经营风险,确保财务管理目标的实现和医院的稳健发展。

### (三)会计制度对医院财务管理方法的影响

会计制度对医院财务管理方法的影响是深远且多方面的,其中最为核心的两个方面便是会计核算和财务分析。在会计核算层面,会计制度扮演着规范者和引导者的角色。它详细规定了医院在处理各项经济业务时应当采用的具体会计方法和程序,涵盖了收入确认的时点与方式、成本计量的基础与方法、资产减值的判断与处理等诸多关键环节。这些规定不仅确保了医院会计信息的生成过程有章可循,也在很大程度上保障了会计信息的准确性和可比性。因此,医院在财务管理实践中必须严格执行会计制度的相关规定,确保每一项经济业务的会计处理都符合规范要求。只有这样,医院才能生成真实、可靠的会计信息,为内外部利益相关者提供有价值的决策支持。在财务分析方面,会计制度同样发挥着不可替代的作用。它为医院提供了一套统一的财务分析框架和指标体系,使得医院能够在一致的标准下对自身的财务状况和经营成果进行全面、深入的分析。财务报表分析、比率分析等经典分析方法,都是在会计制度的指导下得以广泛应用的。

## 二、会计制度在医院财务管理中的具体应用

### (一)会计凭证与账簿在医院财务管理中的应用

会计凭证与账簿在医院财务管理中扮演着至关重要的角色,

它们是会计制度中记录和反映经济业务的两大支柱。通过这两者,医院能够确保自身财务信息的准确性、完整性和可靠性,从而为医院的稳健运营和长远发展提供坚实保障。

会计凭证作为医院进行经济业务核算的原始依据,其重要性不言而喻。每一项经济业务的发生,无论是采购、销售、费用支出还是资本投入,都需要有相应的会计凭证进行记录。这些凭证详细记载了业务的内容、金额、时间等关键信息,为后续的账务处理提供了准确、可靠的数据基础。没有这些凭证,医院的财务管理就像是无源之水、无本之木,难以进行有效核算和分析。通过登记账簿,医院能够对各项经济业务进行分类、汇总和核算。账簿就像是一个大型的数据仓库,将各种会计凭证中的信息按照一定的规则和格式进行整理、归纳和存储。通过账簿,医院不仅可以了解到每一项经济业务的来龙去脉,还能够掌握一定时期内各类业务的总体情况和变化趋势。这些信息对于医院的财务分析、预算制定和决策支持都具有重要的意义。会计凭证与账簿还是医院进行内部控制和风险管理的重要手段。在日益激烈的市场竞争中,医院面临着来自内外部的各种风险和挑战。为了确保财务信息的真实性和完整性,医院必须对会计凭证和账簿进行严格的审核和检查。通过对这些凭证和账簿的定期审查,医院能够及时发现并纠正可能存在的错误和舞弊行为,从而保障自身资产的安全和完整,维护医院的合法权益。

## (二)会计报表在医院财务管理中的应用

会计报表作为会计制度中的一项核心内容,在医院财务管理中发挥着举足轻重的作用。它不仅是对外展示医院财务状况和经营成果的重要窗口,更是医院内部管理和决策的关键依据。会计报表是医院对外披露财务信息的主要形式。在现代商业环境中,医院的投资者、债权人以及其他利益相关者都极度关注医院的财务状况和经营表现。会计报表通过一系列标准化的财务指标和数据,向这些利益相关者全面、准确地展示了医院的资产状况、负债结构、盈利能力、现金流量等关键信息。这些信息不仅有助于投资者和债权人评估医院的价值和风险,进而做出合理的投资决策,同时也为医院树立了良好的市场形象和信誉。会计报表在医院的内部管理和决策中也扮演着至关重要的角色。通过定期编制和比较不同时期的会计报表,医院管理层能够深入了解医院的发展趋势和潜在问题。例如,通过对比连续几个季度的利润表,管理层可以分析医院销售收入、成本费用以及利润的变化情况,从而判断医院的盈利能力是否在增强,或者是否存在成本控制不当等问题。这些分析有助于医院及时发现并解决运营中的问题,确保医院沿着正确的轨道稳健发展。会计报表还是医院进行业绩评价和激励的重要工具。在现代医院管理中,绩效评价和激励是调动员工积极性和提升医院整体绩效的重要手段。通过将实际业绩与预算或目标进行对比,医院能够客观、公正地评价各部门和员工的绩效表现。这种基于会计报表的绩效评价和激励机制有助于医院营造积极向上的工作氛围,激发员工的创造力和竞争力,从而推动医院整体绩效的不断提升。

### (三)会计核算方法在医院财务管理中的应用

会计核算方法,作为会计制度中的核心环节,其在医院财务管理中的应用广泛而深入。这些方法和技术构成了医院处理经济业务的基石,确保了财务信息的准确性、及时性以及可比性。通过选择合适的会计核算方法,医院能够对各项经济业务进行准确、及时的确认、计量和报告。在日常经营中,医院会面临大量的交易和事项,如采购、销售、费用支出等。这些交易和事项都需要通过会计核算方法进行记录和计量。通过选择合适的核算方法,如权责发生制、收付实现制等,医院能够确保每一笔交易都得到准确、及时记录和确认,从而生成真实可靠的财务信息,会计核算方法还是医院进行成本管理和控制的重要手段。在激烈的市场竞争中,成本管理和控制对于医院的生存和发展至关重要。通过采用科学的成本核算方法,如作业成本法、标准成本法等,医院能够准确计算产品成本、项目成本等,了解各项成本的发生和构成情况。这些信息为医院进行定价决策、预算编制以及成本控制提供了有力支持,有助于医院降低成本、提高效率,增强市场竞争力。会计核算方法还有助于医院提高财务信息的可比性和可理解性。在多元化的市场环境中,医院之间以及医院内部不同部门之间的财务信息比较和分析显得尤为重要。通过采用统一的会计核算方法和标准,医院能够确保不同来源的财务信息具有一致性和可比性。这为医院进行财务分析、业绩评价以及战略规划提供了便利,有助于医院做出更加明智和合理的决策。同时,清晰的会计核算方法也有助于提高财务信息的可理解性,使得内外部利益相关者能够更好地了解医院的财务状况和经营成果。

## 三、会计制度与医院财务管理的协同发展

### (一)会计制度与医院财务管理目标的协同

会计制度和医院财务管理在目标上的协同,是医院实现财务目标和提高经济效益的关键所在。这两者之间的紧密联系和相互配合,为医院构建了一个统一、高效的财务管理体系。会计制度的核心目标是规范会计信息的生成和传递过程,确保财务信息的准确性、可靠性和及时性。通过制定严格的会计准则和制度,会计制度为医院的各项经济业务提供了明确的核算标准和方法。这不仅保证了财务信息的真实性和完整性,还为财务管理提供了准确的数据基础,为决策提供了有力的支持。而财务管理则更加注重对财务信息的运用和分析,以制定医院的财务战略和计划。通过对会计信息和其他财务信息的深入挖掘和分析,财务管理能够准确把握医院的财务状况和经营成果,进而制定出符合医院实际情况的财务战略和计划。这些战略和计划不仅有助于医院实现短期的财务目标,还能够为医院的长期发展提供有力的保障。会计制度和财务管理的目标协同,使得医院在财务管理上能够形成一个统一的整体。这种整体性不仅体现在财务信息的生成、传递和运用上,还体现在医院的财务决策、控制和监督等方面。通过会计制度和财务管理的协同作用,医院能够更加高效地管理和运用财务资源,提高医院的财务管理效率和经济效益。

## （二）会计制度与医院财务管理流程的协同

会计制度和医院财务管理在流程上的协同关系,是医院财务管理中不可或缺的一环,这种协同确保了医院财务信息的顺畅流动和高效利用,为医院提供了坚实的财务管理基础。会计制度明确了会计信息的生成、传递和处理流程,从原始凭证的填制到账簿的登记,再到会计报表的编制,每一步都有严格的规定和要求,而财务管理流程则涵盖了财务预测、决策、预算、控制和分析等各个环节。这些环节相互衔接、相互配合,形成了一个完整的财务管理体系。例如,财务预测需要依据历史会计数据和市场信息进行分析和预测,为财务决策提供支持;财务预算则需要根据预测的财务数据和医院战略目标进行编制,为财务控制提供依据;而财务分析则需要对实际财务数据和预算数据进行对比和分析,为医院的财务决策和未来发展提供指导。会计制度和财务管理在流程上的协同,使得这些环节能够相互衔接、相互配合,形成一个高效、顺畅的财务管理流程。这种协同不仅有助于医院优化财务管理流程,减少不必要的重复和浪费,还能够提高财务管理的效率和质量,确保医院财务管理的准确性和及时性。

## （三）会计制度与医院财务管理方法的协同

会计制度和医院财务管理在方法上的协同关系,是医院实现科学、准确财务分析与决策的关键所在。会计制度为财务管理提供了坚实的会计方法和技术基础,而财务管理则通过运用这些方法和技术,对会计信息进行深入的分析和挖掘,为医院的财务决策提供了有力的支持。会计制度提供了一系列的会计方法和技术,如复式记账、成本核算、会计报表分析等。这些方法和技术的运用,确保了会计信息的准确性和可靠性,为财务管理提供了准确的数据基础。例如,复式记账能够详细记录每一笔经济业务的借贷双方,确保会计信息的完整性和准确性;成本核算能够准确计算产品的成本,为定价和成本控制提供依据;会计报表分析能够对医院的财务状况和经营成果进行深入的分析和评估。而财务管理则通过运用各种财务分析方法,如比率分析、趋势分析、因素分析等,对会计信息进行进一步的加工和处理。这些方法能够揭示会计信息的内在联系和规律,为医院的财务决策提供更加科学、准确的依据。例如,比率分析能够通过对各项财务指标的计算和分析,评估医院的偿债能力、盈利能力和营运能力;趋势分析能够通过对历史数据的比较和分析,预测医院未来的发展趋势;因素分析则能够通过对影响财务指标的各项因素进行深入的分析,找出影响医院财务状况的关键因素。

# 第二节　医院财务管理对会计制度的需求

## 一、规范性与标准化需求

### (一)会计准则的明确性

#### 1. 确立统一的会计政策

医院应建立一套统一、明确的会计政策,这是保障医院财务管理规范化、标准化的关键一步。通过建立并实施这样的会计政策，可以确保在处理相似交易和事项时，医院各部门、各岗位都能采用一致的方法和程序，避免出现因理解或操作差异而导致的财务信息失真。这种一致性不仅有助于提高医院内部财务管理的效率和准确性，更重要的是，它能够显著提升医院财务信息的可比性和透明度。无论是医院管理层进行内部决策，还是外部利益相关者如投资者、监管机构、社会公众等对医院财务状况进行评估和监督，都能获得准确、可靠的财务信息。这不仅有助于树立医院的良好形象，还能够为医院的持续发展提供坚实的财务支持。

### 2. 明确会计估计和判断的标准

在处理医院财务中复杂多变的问题时，会计人员往往需要进行细致估计和审慎的判断。这些决策对医院的财务状况和经营成果具有直接且深远的影响。为确保这些估计和判断既合理又准确，医院必须明确一套科学、严谨的会计估计和判断标准。这些标准应涵盖诸如收入确认时点、资产减值测试方法等关键财务问题，为会计人员提供明确的指导和依据。同时，这些标准的制定应紧密结合医疗行业的实际情况和最佳实践，并参考国际会计准则的先进理念和方法。通过这样一套基于行业最佳实践和国际准则的标准，医院能够显著提升其财务信息的准确性和公允性，为医院管理层和外部利益相关者提供更加可靠、有用的财务信息，进而促进医院的健康、持续发展。

## (二)会计科目的统一性

### 1. 标准化科目设置和分类

医院在财务管理中,应按照行业公认的会计准则和结合自身的业务特性,精心设置一套标准化的会计科目体系。这一体系不仅应全面覆盖医院日常运营中涉及的各类经济活动,如医疗服务收入、药品和材料采购、固定资产购置与维护等,还需确保每一笔交易和每一项经济事项都能找到与之相对应的会计科目进行准确归类。此外,随着医院业务的不断发展和市场环境的变化,会计科目体系也需要与时俱进。因此,医院还应定期对现有的会计科目进行分类梳理和整合优化,剔除过时或冗余的科目,增添新的、更能反映医院经济实质的会计科目。通过这样的动态调整,可以进一步简化财务报告的结构,使之更加清晰易懂,从而提高财务信息的可读性和使用效率,为医院管理层的决策分析提供更为便捷、高效的数据支持。

### 2. 规范科目使用和变更程序

为确保医院会计科目使用的准确性和一致性,医院必须制定并执行一套严格的科目使用和变更管理程序。在日常财务处理中,会计人员应严格遵守这些既定的规则和指南,准确选择并使用相应的会计科目,以确保每笔交易和事项都能得到正确且一致的记录和反映。当医院面临业务调整、政策变动或市场环境变化等情况,需要对现有会计科目进行变更时,更应遵循一套规范、透明的审批流程。这包括提出变更申请、说明变更理由和依据、经过相关部门审批等环节。同时,所有会计科目变更都应有完整的记录,包括变更前后的科目名称、编码、核算内容等信息,以确保变更的合理性和可追溯性。通过这样一套严格的管理程序,医院可以显著提升会计科目的使用准确性和一致性,为医院的财务管理和决策提供坚实保障。

## (三)账务处理流程的规范性

### 1. 制定标准化的账务处理程序

为确保医院财务管理的规范性和数据准确性,建立一套标准化的账务处理程序至关重要。这套程序应详细规定从原始凭证的初步审核开始,到记账凭证的精确编制,再到各类账簿的有序登记,直至最终财务报告的严谨编制等各个关键环节。每个步骤都应有明确的操作规范、具体的要求以及相应的质量控制措施,从而确保每一步的账务处理都严格遵循既定的标准和流程。通过这样的标准化程序,不仅能够显著提高账务处理的准确性和一致性,减少人为错误和操作风险,还能够加强医院内部财务管理的透明度和可追溯性。这对于提升医院整体财务管理水平、保障医院经济活动的合规性,以及为医院管理层提供可靠决策支持都具有十分重要的意义。

### 2. 确保账务处理的合规性和一致性

在医院的账务处理过程中,严格遵守国家相关法律法规和会计准则的要求是至关重要的。这不仅是医院作为公共医疗机构的职责所在,更是保障医院财务信息准确性和透明度的基础。通过遵循法律法规和会计准则的规定,医院能够确保账务处理的合规性,避免因违规操作而引发的财务风险和法律纠纷。同时,医院还应建立一套定期检查和审计账务处理流程的机制。通过对各环节的仔细检查和审计,医院可以及时发现账务处理中存在的错误和问题,进而及时采取纠正和调整措施。这种定期的检查和审计机制不仅有助于确保医院账务处理的准确性和一致性,还能够为医院管理层提供有关医院财务状况和运营情况的准确信息,为医院的决策提供有力支持。

## 二、透明度与公开性需求

### (一)财务信息的公开透明

为实现医院财务信息的公开透明,医院应采取一系列措施,定期公开财务报告和相关信息。这些报告和信息是医院财务状况、经营成果和现金流量的全面、准确反映,对于提升医院的透明度和公信力至关重要。首先,医院应制定财务报告和信息披露的制度,明确公开的内容、频率和方式。年度财务报表是医院财务状况的重要体现,应包括资产负债表、利润表和现金流量表等关键信息,以展示医院的资产规模、负债状况、收支情况和现金流状况。此外,季度财务简报也是及时传递医院经营成果的重要途径,可以帮助相关利益方更好地了解医院的运营动态。其次,医院在公开财务报告和信息时,应注重提高信息披露的质量和及时性。信息的真实性、完整性和准确性是信息披露的基本要求,医院应确保所披露的信息能够真实反映医院的财务状况和经营成果,不夸大、不缩小、不隐瞒。同时,信息的及时性也至关重要,医院应在财务报告和信息编制完成后尽快公开,确保相关利益方能够在第一时间获取到最新的财务信息。此外,医院还应通过多种渠道和方式公开财务报告和信息,以扩大信息的覆盖面和影响力。除了在医院官方网站上发布财务报告和信息外,还可以通过新闻媒体、社交媒体等渠道进行传播,使更多的人能够了解到医院的财务状况和经营成果。同时,医院还可以举办业绩说明会、投资者交流会等活动,与相关利益方进行面对面的沟通和交流,进一步增强信息的透明度和公信力。

## (二)审计和监管的便利性

医院在财务管理过程中,与内外部审计和监管机构的紧密合作是不可或缺的。这种合作不仅体现了医院对财务管理规范性和透明度的重视,更是医院积极履行社会责任、赢得公众信任的重要途径。面对审计和监管机构提出的要求和问题,医院应展现出开放、透明的态度,积极配合并提供必要的财务数据和解释说明。这些数据和解释应真实、准确地反映医院的财务状况和经营成果,不得有任何隐瞒或误导。医院应指定专门的团队或人员负责与审计和监管机构的沟通工作,确保信息的及时、准确传递,避免因沟通不畅而引发误解或问题。同时,医院还应主动接受审计和监管机构的监督和检查。这不仅有助于医院及时发现并纠正财务管理中存在的问题和不足,还能提升医院财务管理的整体水平和效率。通过内外部审计和监管的共同努力,医院能够建立起一套科学、规范、透明的财务管理体系,为医院的持续健康发展提供有力保障。

此外,医院与审计和监管机构的良好合作关系还能为医院赢得良好的社会声誉和公众信任。公众对医院的信任度是医院软实力的重要组成部分,而财务信息的公开透明是提升公众信任度的关键。通过与审计和监管机构的合作,医院能够展示其财务管理的规范性和透明度,进而增强公众对医院的信任感和满意度。这种信任感和满意度不仅有助于提升医院的社会形象和市场竞争力,还能为医院吸引更多的患者和投资者,推动医院的持续发展。

## 三、灵活性与适应性需求

### (一)会计制度的可调整性

会计制度在医院财务管理中扮演着至关重要的角色,它是规范医院财务活动、保障财务信息真实准确的基础。然而,会计制度并非刻板不变的规则集合,而应具备一定的可调整性,以适应医院业务的发展和外部环境的变化。随着医疗技术的不断进步、患者需求的日益多样化,医院业务呈现出不断发展和创新的态势。这就要求会计制度能够紧跟医院业务的步伐,根据实际情况进行调整合优化。例如,当医院开展新的医疗项目或服务模式时,会计制度需要相应地进行科目设置、核算方法的调整,以确保能够真实、准确地反映这些新业务带来的财务影响。同时,外部环境的变化也对会计制度提出新的挑战。政策法规的更新、市场竞争的加剧、经济形势的波动等因素都可能对医院财务管理产生深远影响。因此,医院需要密切关注这些变化,并及时对会计制度进行修订和完善,以保持其时效性和适用性。例如,当政策法规对医院财务管理提出新的要求时,医院需要相应地调整会计制度,确保符合法规要求,避免财务风险和法律纠纷。此外,医院在调整会计制度时,还应注重保持其连续性和稳定性。会计制度的频繁变动可能给医院财务管理带来混乱和不便,因此,医院需要在确保会计制度能够适应业务和政策变化的前提下,尽可能保持其稳定性和一致性。这有助于提高医院财务管理的效率和准确性,为医院的持续健康发展提供有力的财务支持。

## (二) 新业务和新模式的兼容性

随着医疗技术的日新月异和医疗服务模式的持续创新,医院作为提供医疗服务的重要机构,经常面临开展新兴业务和采用新模式的机遇。这些新兴业务和模式,如远程医疗、互联网医疗、个性化诊疗等,不仅为医院带来了更广阔的发展空间,同时也对医院会计制度提出了新的挑战和要求。传统的会计制度可能难以完全适应这些新业务和模式的特点,因此,医院会计制度必须具备足够的包容性,能够涵盖并规范这些新业务的会计处理。这意味着会计制度需要更加灵活和开放,能够容纳各种新兴业务和模式的会计需求,确保医院财务信息的准确性和完整性。为了实现这一目标,医院会计制度需要与时俱进,不断进行修订和完善。医院应组织专业人员对新业务和新模式进行深入研究,理解其运作机制和财务特点,然后根据实际情况对会计制度进行相应的调整和优化。同时,医院还应加强与行业内外专家的交流和合作,借鉴其他行业的成功经验和做法,提高医院会计制度的科学性和先进性。此外,医院会计人员作为执行会计制度的主体,也需要不断学习和更新知识,他们应掌握现有的会计知识,熟悉医院会计制度的规定和要求,同时积极学习新的会计理论和方法,提高对新业务和新模式的认知和理解能力。医院应加强对会计人员的培训和教育,为他们提供学习和发展的机会,帮助他们更好地适应和应对新业务和模式带来的挑战。

### (三)对市场变化的快速响应

市场动态和监管要求是影响医院会计制度制定和执行的关键因素,它们不断地在医院运营环境中产生变化,对医院会计制度提出新的要求。因此,医院必须保持高度的敏感性和灵活性,以应对这些变化带来的挑战。首先,市场动态对医院会计制度的影响不容忽视。随着医疗市场的不断发展和竞争加剧,医院需要更加注重成本控制和效益分析。这就要求医院会计制度能够真实、准确地反映医院的成本结构和经济效益,为医院的管理决策提供可靠的财务数据支持。同时,医院还需要根据市场变化调整定价策略、优化收入结构,以提高市场竞争力和经济效益。这些都需要医院会计制度具备快速响应市场变化的能力。其次,监管要求也是影响医院会计制度的重要因素。随着医疗行业的监管政策不断调整和完善,医院需要密切关注监管要求的变化,并及时调整会计科目设置和核算方法,以确保符合监管要求。例如,当监管政策对医院财务管理提出新的要求时,医院需要相应地调整会计制度,增加或修改相关会计科目,以满足监管要求。这种调整不仅涉及会计科目的设置,还可能涉及医院的内部控制、审计和报告等方面。为了应对市场动态和监管要求的变化,医院会计制度需要具备快速响应的能力。这要求医院建立一套灵活、高效的会计制度调整机制，能够及时根据市场变化和监管要求进行修订和完善。同时，医院还需要加强对会计人员的培训和教育，提高他们的专业素养和应变能力，确保他们能够适应新的会计制度和市场环境。

## 第三节 会计制度改革与医院财务管理发展的互动

### 一、医院财务管理发展概述

#### (一) 医院财务管理的演变历程

财务管理作为医院或组织运营中的核心职能，其重要性不言而喻。从历史的角度来看，财务管理的演变历程清晰地反映了医院或组织在应对市场变化、追求经济效益过程中的不断进步与发展。在财务管理的初始阶段，医院或组织的运营相对简单，财务管理主要集中在记账和资金管理上。这一阶段的财务管理更注重于确保医院的日常运营资金流动不受阻碍，以保障医院的正常运转。此时的财务管理虽然相对基础，但它是医院稳定发展的基石，为医院后续的扩展和复杂化运营提供了必要的支撑。随着医院规模的扩大和市场竞争的加剧，医院或组织面临的运营环境日趋复杂。为了适应这种变化，财务管理逐渐涉及更广泛的领域，如资金筹集、投资决策和风险管理等。在这一阶段，财务管理不仅要确保医院的资金流动畅通，还要通过有效的资金筹集和投资决策，帮助医院实现资产的增值和效益的最大化。

现代财务管理不再局限于传统的记账和资金管理,而是更加注重战略规划和价值创造。财务分析、财务规划和财务控制等手段成为现代财务管理的核心工具,它们为医院或组织的长期发展提供了有力的支持。通过财务分析,医院可以深入了解自身的财务状况和经营绩效,为制定发展战略提供数据支持;通过财务规划,医院可以更加合理地配置资源,优化资本结构,提高经济效益;通过财务控制,医院可以确保各项财务活动的合规性和有效性,防范财务风险。

## (二)财务管理在医院运营中的重要地位

### 1.资金运作的枢纽

医院作为一个庞大且复杂的经济体,其日常运营涉及的资金规模巨大,资金流入和流出的频率也非常高。在这样的环境下,财务管理显得尤为重要,它不仅是医院运营的后盾,更是确保资金安全、高效运转的守护者。有效的资金管理对于医院来说,意义非同小可。它涉及资金的筹措、运用和分配等多个环节,每一个环节都关乎医院的正常运营和未来发展。通过精细化的财务管理,医院能够更加合理地安排资金的来源和使用,确保在关键时刻有足够的资金支持医疗服务的开展。同时,降低运营成本也是财务管理的重要目标之一。在医疗行业竞争日益激烈的今天,如何在保障医疗质量的前提下降低运营成本,是医院必须面对的挑战。通过优化财务管理流程、提高资金利用效率,医院不仅能够实现降耗增效,还能够进一步提升自身的经济效益和市场竞争力。

**2. 决策支持的基石**

财务管理在医院管理中犹如一盏明灯,为医院管理层照亮前行的道路。它提供的准确、及时的财务信息,是医院决策者洞察医院经济状况的"眼睛"。这些财务信息不仅反映了医院的资产、负债和利润等基本情况,更揭示了医院的经营效率、偿债能力和发展潜力。对于医院来说,经济决策的重要性不言而喻。无论是设备购置、项目投资,还是价格策略的制定,都需要以财务数据为依据。通过深入分析财务管理提供的各项指标,医院管理层能够更加清晰地了解医院的财务状况和经营成果,进而做出更加科学、合理的经济决策。这些经济决策直接关系到医院的持续发展和竞争力提升。例如,通过合理的设备购置计划,医院可以更新老旧设备,引进先进技术,提高诊疗水平;通过审慎的项目投资,医院可以拓展业务领域,增加收入来源;通过灵活的价格策略,医院可以在保障患者利益的同时,实现经济效益的最大化。因此,财务管理在医院经济决策中发挥着不可替代的作用,是推动医院持续健康发展的关键力量。

**3. 风险防控的屏障**

在如今错综复杂的经济环境中,医院作为服务广大患者的重要机构,也不可避免地面临着诸多财务风险。市场风险犹如隐藏在暗处的波涛,可能因市场变动导致医院收入减少或成本增加;信用风险则是与合作伙伴之间的信任编织的脆弱纽带,一旦断裂,可能给医院带来经济损失;而流动性风险则关乎医院资金的命脉,资金短缺或周转不灵都可能影响到医院的正常运营。面对这些风险,财务管理的作用尤为关键。它通过建立健全的风险防范机制,为医院筑起一道坚固的防线。这个机制能够对潜在风险进行敏锐地识别、深入地评估,并迅速采取控制措施。这不仅包括对市场动态的密切监测,对合作伙伴的信用评估,还包括对医院自身资金状况的实时监控和预警。通过这样的财务管理,医院能够在风险面前保持冷静和理智,确保经济活动的安全性和稳定性。这不仅保障了医院的经济效益,更重要的是维护了广大患者的利益和医院的社会形象。因此,财务管理在医院风险防控中扮演着至关重要的角色。

## 二、会计制度改革对医院财务管理的影响

### (一)财务管理理念的更新

会计制度改革无疑是财务管理领域的一次深刻变革,它不仅对具体的会计操作产生了影响,更重要的是推动了医院财务管理理念的更新和转变。在传统的财务管理理念中,会计核算和财务报告被视为核心任务,财务人员的主要工作就是记录和处理医院的各项经济业务,生成财务报表以反映医院的财务状况和经营成果。然而,随着会计制度的改革,这种传统的理念已经无法满足现代医院的需求。新的会计制度更加强调财务管理在医院战略规划和决策支持方面的作用。这意味着,财务管理不再仅仅是事后的核算和报告,而是需要更多地参与到医院的战略制定和日常经营决策中。这种转变对财务人员提出了更高的要求。他们不仅需要

精通会计处理,能够准确、高效地记录和反映医院的经济业务,还需要具备财务分析和风险管理等综合能力。财务分析能够帮助财务人员深入理解医院的财务状况和经营成果,发现潜在的问题和机会,为医院的战略规划和决策提供有力的支持。而风险管理则能够帮助财务人员识别和评估医院面临的各种风险,制定有效的应对措施,保障医院的稳健运营。会计制度改革不仅推动了医院财务管理理念的更新和转变,也促进了财务人员角色的转变和能力的提升。这种转变是符合时代发展要求的,也是医院财务管理水平不断提升的必然结果。在未来,随着会计制度改革的深入推进和财务管理理念的不断更新,我们相信财务管理将在医院战略规划和决策支持方面发挥更加重要的作用,为医院的发展提供更加强有力的支持。

## (二)医院财务管理体系的完善

会计制度改革对医院财务管理体系的完善起到了至关重要的推动作用。在新的会计制度下,医院被要求构建更加科学、规范的财务管理体系,这一体系涵盖了财务预算管理、成本控制、资金管理以及税务筹划等多个关键方面,旨在全面提升医院的财务管理水平和效率。财务预算管理作为财务管理体系的重要组成部分,在新的会计制度下得到了进一步强化。医院需要根据实际情况制定合理的财务预算,明确收入和支出的预期目标,从而确保医院运营过程中的资金流动性和稳定性。通过有效的财务预算管理,医院可以更好地应对市场变化和经济波动带来的挑战,为医院的稳健运营提供有力保障。成本控制也是新会计制度下财务管理体系的重要一环。医院需要精确核算各项成本,包括原材料采购、人工成本、运营成本等,并制定有效的成本控制措施。通过降低成本、提高效益,医院可以在激烈的市场竞争中保持竞争优势,实现可持续发展。资金管理也是财务管理体系中的关键部分。在新的会计制度下,医院需要加强资金流动的监控和管理,确保资金的安全性和使用效率。这包括制定合理的资金筹集和使用计划,优化资金结构,降低财务风险。通过有效的资金管理,医院可以更好地把握市场机遇,实现快速发展。税务筹划在新会计制度下的财务管理体系中也占据着重要地位。医院需要充分了解税法法规,合理利用税收优惠政策,降低税负成本。通过有效的税务筹划,医院可以在合法合规的前提下提高整体效益,为医院的长远发展奠定基础。

## (三)医院财务透明度的提高

会计制度改革在现代医院治理中扮演了至关重要的角色,其中最显著的影响之一就是提高了医院财务的透明度。这一变革不仅要求医院在会计处理和财务报告上遵循更为严格的准则,而且强调了财务信息的真实性、准确性和完整性,从而为医院内外部的利益相关者提供了一个更加清晰、可靠的决策依据。在新的会计制度下,医院必须按照规定的会计准则进行会计记录、计量和报告,确保财务数据的规范化和标准化。这意味着,无论是日常的账务处理还是定期的财务报表编制,医院都需要遵循统一的标准和程序,从而避免了过去可能存在的随意性和主观性。这种标准化的会计处理不仅提高了财务信息的可比性,使得不同医院之间的财务状况和经营成果可以更加公平地进行对比,而且增强了财务信息的可信度。投资者、债权人以及其他利益相关者可以更加放心地依赖这些信息进行决策,而不必担心因为财务信息的不真实或不完整而做出错误的判断。此外,新的会计制度还要求医院对一些重要的财务事项进行充分地披露和说明,如关联方交易或有事项、资产负债表日后事项等。这些披露要求使得医院的财务状况和经营成果得到了更加全面、深入展示,有助于利益相关者更加深入地了解医院的运营情况和潜在风险。对于投资者来说,会计制度改革后提供的更加透明、准确的财务信息,使得他们能够更加准确地评估医院的投资价值和潜在收益,从而做出更加明智的投资决策。对于债权人来说,这些信息则有助于他们更加准确地评估医院的偿债能力和信用风险,保障自身的合法权益。

## (四)医院内部控制的加强

会计制度改革在推动医院财务管理进步的过程中,尤为强调了医院内部控制的重要性。内部控制作为现代医院管理的重要组成部分,对于保障医院财务安全、提高财务管理水平具有不可替代的作用。新的会计制度正是在这一背景下,对医院内部控制提出了更高的要求。在新的会计制度下,医院被要求建立健全内部控制制度。这包括制定明确的内部控制政策,确立合理的内部控制目标,设计和实施有效的内部控制流程等。通过这些措施,医院可以确保财务信息的真实性、完整性和准确性,防止财务舞弊和错误的发生。规范财务流程和操作是加强内部控制的重要手段。在新的会计制度下,医院需要对财务流程进行全面的梳理和优化,确保每一个环节都符合内部控制的要求。同时,医院还需要规范财务人员的操作行为,确保他们在处理财务信息时遵循统一的标准和程序。这样不仅可以提高财务信息的质量,还可以提升财务管理的效率。加强医院内部控制的另一个重要目的是保障医院财务安全。在新的会计制度下,医院通过建立健全的内部控制制度,可以有效地防止财务风险的发生。例如,通过严格的内部审计和财务稽核制度,医院可以及时发现并纠正财务信息中的错误和舞弊行为。同时,通过强化对关键财务岗位的监督和管理,医院可以确保这些岗位的人员不会滥用职权或进行违规操作。

# 第三章 医院财务管理实践中的政府会计制度应用

## 第一节 会计制度在医院财务预算管理中的应用

### 一、会计制度在预算编制中的应用

#### (一)确定预算编制的基础和规则

会计制度在预算编制中的应用,首先体现在它为医院预算编制树立了明确的基本原则和规则。这些原则和规则不仅涵盖了预算的编制周期、编制方法以及核算口径等关键要素,还确保了医院在预算编制过程中能够保持高度的一致性和可比性。这意味着,无论医院规模大小或业务复杂程度如何,在会计制度的指导下,其预算编制都能够遵循统一的标准和程序。此外,会计制度还详细规定了预算的具体编制内容,包括收入预算、成本预算、利润预算等各个方面。这些内容不仅反映了医院运营的全貌,还揭示了各项预算之间的内在联系和勾稽关系。这种规定不仅有助于确保预算的完整性和准确性,还使得医院在预算编制过程中能够更加全面、深入地考虑各种因素,从而制定出更加科学、合理的预算方案。

## (二)提供预算编制所需的数据和信息

会计制度在预算编制中的应用,进一步体现在它要求企业必须遵循一定的会计准则和方法来进行日常的会计处理和财务报告编制。这一过程中生成的大量数据和信息,如历史销售数据、成本数据以及利润数据等,不仅记录了医院过去的经营成果和财务状况,更为医院进行预算编制提供了不可或缺的参考依据。通过对这些历史数据和信息进行深入分析和比较,医院能够洞察市场趋势,把握经营规律,进而更加准确地预测未来的经营情况和财务状况。这种基于数据的预测和分析,使得医院在制定预算目标时能够更加科学、合理,既不过于乐观也不过于悲观,从而更好地指导医院的实际运营和财务管理。

## (三)规范预算编制的流程和审批程序

会计制度在预算编制方面的作用尤为突出,其中对预算编制的流程和审批程序所做的明确规定,为医院的预算工作提供了有力的制度保障。从预算编制的启动开始,到编制过程中的数据收集与分析,再到预算草案的编制与审核,以及最后的预算审批和发布,会计制度都设定了严格的步骤和规范。这些规定不仅确保了预算编制工作能够有条不紊地进行,避免了可能出现的混乱和错误,而且通过层层审核和监督,强化了预算的严肃性和权威性。同时,这也使得预算的审批和发布过程完全符合医院的内部控制要求,有效防范了舞弊和违规行为的发生,从而维护了医院的财务安全和稳定。

## （四）评估和调整预算执行情况

会计制度在预算编制的后期阶段同样发挥着重要作用，它明确要求医院必须对预算的执行情况进行定期的评估和调整。这一过程不仅包括简单地比较实际经营成果与预算目标之间的差异，更深入地涉及差异产生原因的分析，以及针对这些原因采取相应的调整和改进措施。这种定期的评估和调整机制，使得医院能够保持对预算执行情况的持续关注，及时发现并纠正预算执行过程中出现的问题。这不仅有助于确保预算的有效执行，更能够促使医院根据实际情况灵活调整经营策略，从而更好地应对市场变化和挑战，实现医院的财务目标和长期发展战略。

| 下达目标 | 医院领导层根据医院发展战略和对财务预算期经济形势的初步预测，在决策的基础上提出下一年度医院财务预算目标。 |
| --- | --- |
| 科室编制上报 | 各财务预算执行单位结合自身特点以及预测的执行条件，提出详细的本单位财务预算方案，并上报医院财务管理部门。 |
| 审查平衡 | 医院财务管理部门对各财务预算执行单位上报的财务预算方案进行审查、汇总，提出综合平衡的建议。 |
| 审议批准 | 经过财务管理部门审查、汇总后的财务预算方案，将提交给医院预算管理委员会或院长办公会进行审议。审议通过后，形成医院正式财务预算方案，并报上级主管部门批准。 |
| 下达执行 | 经过批准的财务预算方案，由医院财务管理部门下达至各财务预算执行单位执行。 |

**图 3-1-1　财务预算工作流程**

## 二、会计制度在预算执行和监控中的应用

### (一)提供预算执行标准和依据

会计制度在预算执行过程中的作用尤为关键,它明确了医院在这一阶段应遵循的详细规则和准则。这些规则和准则不仅为预算的实际执行提供了清晰的标准和依据,更是确保了预算在执行过程中的合规性和有效性。具体来说,这些标准和依据涵盖了预算的分配、使用、核算和报告等各个环节,使得医院在执行预算时能够严格按照既定的计划和目标进行。预算的分配方面,会计制度要求医院根据经营需要和战略目标,合理分配预算资源,确保各项经营活动得到充足的资金支持。在使用预算时,医院必须遵循会计制度的规定,确保资金使用的合规性和效益性。同时,会计制度还对预算的核算和报告提出了明确要求,确保医院能够准确记录预算执行情况,及时向管理层和利益相关者提供真实、完整的财务信息。这些规定共同构成了预算执行的有力保障,促进了医院财务管理的规范化和高效化。

### (二)规范预算执行流程和操作

会计制度在预算执行环节的规范作用不容忽视。为了确保预算的顺利执行并防止任何形式的混乱和错误的产生,会计制度对预算执行的各个环节和流程进行了周密的规定。从预算的初步审批到最终下达,再到具体的执行过程以及可能的调整,每一环节都需遵循明确的步骤和程序。这些规定不仅确保了预算执行的规范

性和有序性,更为医院提供了一套完整的操作指南。同时,为了确保数据的真实性和准确性,会计制度还对医院在预算执行过程中的操作提出了严格的记录和监控要求。这意味着每一笔预算的使用、每一次预算的调整都必须有明确的记录和合理的解释。这种对预算执行过程的细致管理,不仅提升了医院的财务管理水平,更为医院的稳健发展提供了有力保障。

## (三)强化预算监控和风险管理

会计制度在预算监控方面的要求尤为严格,它明确指出医院应建立一套完善的预算监控机制。这一机制的核心是对预算执行情况进行实时的跟踪和监控,确保每一分预算资金都能被合理有效地利用。为此,医院需要定期比较实际执行结果与预算目标,细致分析其中存在的差异,并深入探讨差异产生的原因。更为重要的是,在识别出差异后,医院应迅速采取相应的措施进行调整和改进,确保预算能够按照既定的轨道顺利执行。此外,会计制度还着重强调了风险管理的重要性。在预算执行过程中,医院必须时刻关注可能出现的风险点,及时识别和评估这些潜在风险,并针对性地制定风险应对措施。这样,医院不仅能够确保预算的顺利执行,还能有效保障自身的财务安全,为医院的稳健发展奠定坚实基础。

## (四)促进预算分析与考核

会计制度不仅为医院提供了预算执行的明确框架,还更进一步鼓励医院进行深入的预算分析。通过实际执行结果与预算目标的细致对比,医院能够清晰地看到两者之间的差异,进而揭示出预算执行过程中可能存在的问题和不足。这种分析不仅为医院提供了宝贵的反馈,更为医院的战略决策提供了有力的数据支持。同时,会计制度还将预算执行情况与医院的考核体系紧密结合,使预算执行的成效直接关联到员工的绩效。这种挂钩机制有效地激发了员工积极参与预算执行和监控的热情,因为他们明白,自己的努力将直接影响到个人的绩效和回报。这种积极性的提升,无疑会进一步提高预算执行的效率和效果,推动医院的整体发展。

## 三、会计制度在预算调整和追加中的应用

### (一)明确调整与追加的原则和条件

会计制度在预算调整和追加方面的作用至关重要。它首先明确了进行预算调整和追加的基本原则和条件,为医院提供了明确的操作指南。这些原则和条件详细规定了在哪些特定情况下,医院可以对预算进行调整或追加,以及进行这些操作时必须遵循的程序和要求。这些规定不仅确保了预算调整和追加的合理性与规范性,更从源头上防止了随意调整预算的行为。它们如同一道坚固的防线,守护着医院财务管理的秩序和稳定。在这些规定的指引下,医院能够更加审慎、科学地进行预算调整和追加,确保每一笔预算资金都能得到合理有效的利用,从而为医院的发展提供有力保障。

### (二)规范调整与追加的流程和审批

对于实际运营中确实需要进行的预算调整或追加,会计制度

制定了严格的流程和审批程序,确保每一步操作都符合规范,维护了医院财务的严谨性。当需要调整或追加预算时,相关部门必须首先提出申请,明确调整或追加的原因、金额及具体使用计划。随后,这一申请将进入审核环节,由专业财务人员进行细致审查,核实其合理性和必要性。审核通过后,申请还需上报至更高层级的管理层进行最终审批。这一系列流程不仅确保了预算调整和追加的规范性和有序性,更在操作过程中避免了混乱和错误的发生。每一环节的严格把关,都为医院财务安全加了一把锁,使得预算资金能够合理、高效地使用,为医院的发展注入更多动力。

### (三)强化调整与追加的监控和风险管理

会计制度对于预算调整和追加的监控与风险管理尤为重视。它明确要求医院应对调整或追加的预算资金进行实时的监控,确保资金按照既定计划和目标进行使用。此外,医院还需对这些操作可能带来的风险进行全面的评估,并制定针对性的风险应对措施。这些严格的规定不仅有助于保障医院的财务安全,更能够防止因预算调整和追加而引发的各类财务风险。通过实时监控,医院能够及时发现并纠正资金使用过程中的问题,确保预算资金的高效利用。同时,风险评估和应对机制的建立,使得医院能够在面对潜在风险时迅速作出反应,有效降低风险对医院的影响,为医院的稳健发展提供坚实保障。

### (四)促进调整与追加后的评估与反馈

会计制度在预算调整和追加后,积极鼓励医院进行评估与反馈工作。这一过程要求医院深入对比分析调整或追加后的实际执行结果与最初的预期目标,从中发现可能存在的偏差、问题和不足之处。这种对比分析不仅是为了找出单次预算操作的短板,更重要的是为医院今后在预算编制和执行方面积累宝贵的经验和教训。通过持续的评估与反馈,医院能够不断优化自身的预算管理制度,使之更加贴合实际运营需求和市场变化。这样的优化不仅提高了预算管理的效率,使得预算资金能够更快速、更准确地被分配到最需要的领域,同时也显著提升了预算管理的效果,确保了医院的每一分投入都能获得最大的回报。这种正向的循环最终将推动医院整体财务管理水平的提升,为医院的长远发展奠定坚实基础。

## 四、会计制度在预算分析和评价中的应用

### (一)提供分析框架与标准

会计制度在预算分析中发挥着举足轻重的作用,它为医院提供了一套明确且统一的分析框架和评价标准。通过精心设定会计科目和核算规则,会计制度确保了医院在收集、整理以及分析预算数据时能够遵循一致的规范。这种规范性不仅使得预算数据更加系统化,还大大提高了数据的准确性和可比性。这意味着,不同部门、不同项目之间的预算数据可以在一个公平、透明的基础上进行对比和分析,从而帮助医院更全面地了解自身的财务状况和经营绩效。此外,有了会计制度的支持,医院在进行预算分析时能够更加高效地识别出潜在的风险和问题,为医院的稳健运营提供有力保障。

## (二)促进实际执行情况与预算目标的对比

在预算评价的关键环节中,会计制度明确要求医院将实际执行情况与先前设定的预算目标进行全面、细致对比。这种对比的重要性不言而喻,它不仅直观地揭示了预算执行过程中的各种偏差和问题,比如超支、未达预期收益等,更重要的是,它为医院提供了一个宝贵的反思和调整的机会。通过对比分析,医院能够迅速定位到问题所在,进而深入分析原因,有针对性地调整经营策略。这种及时的调整对于确保预算目标的实现至关重要,它可以帮助医院避免更大的损失,同时优化资源配置,提升经营效率。因此,会计制度在这一过程中的要求,实际上是为医院的稳健运营和持续发展提供了一道坚实的保障。

## (三)强化差异分析与原因追溯

会计制度在预算分析中,特别强调对预算差异进行深入的分析和追溯。预算差异,即实际执行结果与预算目标之间的偏差,可能隐藏着医院经营过程中的各种风险和漏洞。会计制度要求医院不仅要看到这些差异,更要深入挖掘其背后的原因。这种深入挖掘的过程,就如同对医院的财务健康状况进行一次全面的体检。通过对差异的细致分析,医院能够更准确地识别出潜在的经营风险和财务漏洞,比如市场需求变化导致的销售下滑、成本控制不严导致的超支等。一旦这些风险和问题被揭示出来,医院就能够迅速采取有效的应对措施,比如调整销售策略、加强成本控制等,从而避免更大的损失,保障医院的稳健发展。

## （四）提升决策支持与信息反馈

预算分析和评价的结果，如同医院的财务罗盘，为医院的战略决策提供着方向性的指引。会计制度在这一过程中发挥着不可或缺的作用，它通过规范的分析方法和严格的评价标准，确保了这些结果的可靠性和有效性。这意味着，医院可以充分信赖这些分析结果，并据此做出更加明智、更加符合实际情况的决策。同时，会计制度还着重强调了结果的及时反馈。它要求医院在完成预算分析和评价后，迅速将结果传达给相关部门和人员。这种及时的信息传递，不仅有助于各部门更好地了解医院的财务状况和经营绩效，还能够为未来的预算编制和执行工作提供有力的指导。因此，会计制度在预算分析和评价中的应用，不仅提升了医院的决策水平，还推动了医院整体财务管理效率的提升。

# 第二节　会计制度在医院投资管理中的应用

## 一、会计制度的基本原则在医院投资管理中的应用

### （一）价值创造原则的应用

#### 1. 投资项目选择

医院在制订投资计划时，必须审慎考虑每一个项目的长期价值创造能力。这不仅仅关乎医院当前的财务状况，更直接影响到

医院未来的发展和竞争力。通过会计制度的财务指标,如预期收益率、投资回收期等,医院可以对项目的经济效益进行初步评估。但仅仅依赖财务指标是不够的,非财务指标如患者满意度、技术创新性、市场占有率等同样重要。这些非财务指标能够更全面地反映项目的综合效益和潜在风险。因此,医院在制定投资计划时,应综合运用会计制度的财务指标和非财务指标,对项目进行全面深入的评估。这样,医院才能从众多项目中筛选出真正具有长期价值增值潜力的优质投资项目,确保医院的资金得到最有效的利用。

**2. 资源配置**

在投资过程中,资源的合理配置对于医院而言至关重要。不同的投资项目具有不同的价值创造能力,因此,医院必须根据每个项目的具体情况来合理分配资金、人力和物资。这时,会计制度便发挥了其独特的作用。通过会计制度的记录和分析,医院可以清晰地了解到每项资源的利用情况和效益产出。这不仅为医院提供了有关资源配置的决策依据,还有助于医院及时发现并解决资源利用中的不合理和浪费问题。因此,会计制度在医院的投资管理中扮演着不可或缺的角色。借助会计制度的力量,医院可以更加精准地把握投资方向,优化资源配置,从而实现投资效益的最大化。

**3. 绩效评估**

医院在投资后对项目绩效的评估,是确保投资效益和持续发展的关键一环。仅仅关注项目的短期经济效益是远远不够的,医院必须站在更宽广的视角来审视投资成果。价值创造原则敦促医院采用一种更为综合性的绩效评价体系。这种评价体系不仅要看项目的盈利情况、成本回收速度等经济指标，更要深入探究项目所带来的社会效益，比如是否提高了患者满意度、是否推动了医学技术的进步等。同时，医院还要密切关注项目的长期发展潜力，评估其是否能为医院未来的扩张和升级奠定坚实基础。通过这种全面、深入的绩效评估，医院能够更准确地把握投资项目的真实价值，为未来的投资决策提供有力依据。

## （二）战略导向原则的应用

### 1. 投资战略制定

医院在制定投资战略时，必须明确界定其长期发展目标，这是确保所有投资决策与医院整体战略规划相一致的基石。为了实现这一目标，医院需要依赖会计制度所提供的翔实信息和数据。这些数据不仅包括财务数据，如预期收益率、投资回报率等，还涵盖非财务数据，如市场需求、竞争态势等。通过对这些信息的深入分析，医院能够全面评估不同投资方案的可行性，进而筛选出那些最有可能推动医院实现长期发展目标的投资项目。这种基于会计制度的投资决策流程，不仅提高了医院投资决策的科学性和准确性，更有助于医院在复杂的市场环境中找到符合其战略定位和发展方向的投资路径。

### 2. 投资决策支持

会计制度在医院的投资决策中发挥着至关重要的作用。作为一种规范和管理财务信息的工具,会计制度有利于加强会计管理,及时、准确、全面地提供会计信息,为医院的投资决策提供有力的数据支持。通过对不同投资项目的会计信息进行深入分析和比较,医院可以清晰地了解每个项目的预期收益、潜在风险以及资金流动情况。这些信息有助于医院准确评估不同投资项目的优劣,从而选择出最具吸引力和可行性的投资方案。此外,会计制度还能帮助医院在投资决策中避免盲目性和主观性。通过科学的会计核算和财务分析,医院可以更加理性地看待投资项目,减少决策中的偏见和误判。因此,会计制度对于医院做出明智、稳健的投资决策具有重要意义,是医院实现资产保值增值和可持续发展的关键保障。

**3. 战略实施监控**

在投资战略的实施阶段,会计制度成为医院实时监控投资项目进展的得力助手。通过根据会计制度的要求所编定的定期报告和财务分析,医院能够清晰地掌握每个投资项目的资金流动、收益情况以及潜在风险。这些信息不仅帮助医院判断投资项目是否按照预期计划顺利推进,更重要的是,它们能够揭示出项目进展与医院投资战略目标之间是否存在偏差。一旦发现两者之间存在不一致,医院便可以迅速做出反应,利用会计制度提供的数据进行深入分析,找出问题根源,并及时制定和调整相应的措施。这种基于会计制度的实时监控和调整机制,确保了医院的投资项目始终与整体战略目标紧密对齐,从而提高了医院投资战略实施的有效性和灵活性。

## （三）风险匹配原则的应用

### 1. 风险评估

在投资决策前,对项目进行全面的风险评估是医院必须要做的一项工作。这一过程中,会计制度发挥着举足轻重的作用。通过会计制度的规范和指引,医院能够获取投资项目在财务风险、市场风险、技术风险等诸多方面的详细信息。这些信息对于医院准确识别项目的潜在风险至关重要。具体而言,会计制度提供的财务数据可以帮助医院分析项目的盈利能力、偿债能力以及现金流状况,从而揭示出项目可能存在的财务风险。同时,市场风险方面的信息则可以通过对项目所在行业的市场趋势、竞争格局以及消费者需求等进行分析来获取。此外,技术风险方面的评估则需要依赖会计制度对项目所采用技术的先进性、成熟度以及可持续性等方面的评估。

### 2. 风险量化

会计制度在医院投资管理中,对于风险的量化处理尤为关键。投资总是伴随着风险,而医院作为一个特殊的机构,其对风险的承受能力和管理要求都相对较高。通过会计制度的应用,医院不仅可以定性地分析投资项目的风险,还能进行精确的量化评估。具体来说,利用会计制度中规范的财务工具和模型,医院可以计算投资项目的预期收益率,这是衡量项目盈利潜力的关键指标。同时,标准差和变异系数等统计工具的应用,则可以帮助医院更直观地了解项目收益的波动性和不确定性,从而揭示出项目的风险水平。

### 3. 风险与收益平衡

在投资决策的关键时刻,医院必须审慎权衡项目的风险与收益。这是一个复杂而又至关重要的过程,需要依赖全面、准确的信息来做出明智的决策。会计制度在这一环节中发挥着举足轻重的作用。通过会计制度的规范和指引,医院能够获取有关项目的预期收益、现金流等关键财务信息。这些信息如同投资决策的指南针,帮助医院深入剖析项目的盈利潜力和资金流动状况,从而准确评估项目的投资价值。在此基础上,医院可以更加从容地权衡项目的风险与收益,找到一个最佳的平衡点。这样,医院不仅能够确保资金的安全性和流动性,还能够追求更为可观的投资回报,为医院的长期稳健发展注入强劲动力。

## 二、会计制度在医院投资管理流程中的应用

### (一)制订投资计划阶段的会计制度应用

在制订投资计划阶段,会计制度的应用对于医院而言具有极其重要的意义。作为财务规划和分析的核心工具,会计制度在这一阶段发挥着举足轻重的作用。医院根据会计制度对过去的财务数据进行全面回顾和分析。这包括对医院的资产负债表、利润表、现金流量表等财务报表的深入剖析。通过这些数据,医院能够清晰地了解自身的财务状况和经营成果,掌握医院的资产规模、负债结构、盈利能力以及现金流状况等关键信息。这些数据不仅为医院提供了制定投资计划的基础,还有助于医院发现自身在财务管

理方面存在的问题和不足,从而及时进行改进。会计制度还帮助医院进行前瞻性分析,预测未来可能的财务状况和投资需求。在这一过程中,医院可以利用会计制度中的财务预测工具和方法,结合市场环境、行业趋势以及医院自身的发展战略等因素,对未来一段时间的财务状况进行合理预测。这有助于医院提前做好资金安排和预算规划,确保投资计划的顺利实施。

此外,医院在制订投资计划时还需要充分考虑投资预算的合理性和可行性。这时,会计制度中指引的预算工具就派上了用场。医院可以利用会计制度中规范的预算编制方法和流程,结合投资项目的具体情况,制定详细的投资预算。这包括对项目所需资金的估算、资金来源的确定、资金使用的规划以及预期收益的预测等方面。通过制定详细的投资预算,医院能够确保投资计划的合理性和可行性,降低投资风险,提高投资效益。

## (二)可行性分析阶段的会计制度应用

在投资项目的可行性分析阶段,会计制度的重要性不言而喻。这一阶段是医院对投资项目进行全面审视和评估的关键时刻,而会计制度则为这一评估过程提供了有力的支撑和保障。首先,医院通过会计制度对投资项目的经济效益进行深入剖析。这包括对项目的收入、成本、利润等财务指标的预测和分析。会计制度为医院提供了丰富的财务工具和模型,使得医院能够更加准确地估算项目的未来收益和现金流状况。通过对这些财务指标的综合评估,医院能够初步判断项目的盈利能力和投资回报期,从而对项目的经济效益有一个清晰的认识。然而,投资项目的可行性分析并非仅仅关注经济效益这一单一维度。医院还需要全面考虑项目的非财务因素,如市场需求、技术可行性、政策环境等。这时,会计制度同样能够发挥重要作用。通过会计制度中的信息收集和整理机制,医院能够获取与投资项目相关的各种非财务信息。这些信息对于医院全面评估项目的可行性至关重要。例如,市场需求是判断项目是否具有市场前景和发展潜力的重要因素。医院可以通过会计制度对市场需求进行调研和分析,了解目标市场的规模、增长趋势以及竞争格局等信息。同样地,技术可行性也是医院需要重点考虑的因素之一。医院可以利用会计制度中的技术评估工具和方法,对项目所采用技术的先进性、成熟度以及可持续性等方面进行评估。会计制度为医院提供了综合评估的工具和方法论支持。通过综合运用财务指标和非财务信息,医院能够对投资项目的可行性进行全面、深入的分析。这种综合评估不仅有助于医院发现项目的潜在风险和问题,还能够为医院的投资决策提供有力支持。

## (三)实施过程控制阶段的会计制度应用

在投资项目的实施过程控制阶段,会计制度的应用显得尤为关键,它如同医院的"财务雷达",实时监控和管理着投资项目的每一个财务动态。投资项目的实施过程中,难免会遇到各种预期和非预期的变化,这些变化可能直接影响到项目的财务状况。为了确保项目能够按照预定轨道顺利推进,医院必须依靠会计制度对项目的实际财务状况进行定期跟踪和分析。通过定期收集、整理和分析项目的财务数据,医院能够及时掌握项目的收入、支出、成本、利润等关键财务信息,进而了解项目的盈利能力和资金流动状况。更为重要的是,医院还需要将实际结果与预算或预测进行差异分析。这一过程能够帮助医院发现项目实施过程中存在的问题和偏差,如收入未达预期、成本超出预算等。一旦发现这些问题,医院便可以迅速采取措施进行调整和优化,确保项目能够回归正轨。

## (四)投资后评价阶段的会计制度应用

投资后评价阶段,对于医院而言,是一个审视、反思与学习的关键时刻。在这一阶段,会计制度如同一个精准的"测量仪",帮助医院对投资项目进行全面而深入的绩效评估与财务分析。首先,医院通过会计制度对投资项目的实际成果进行量化评估。这不仅仅局限于经济效益的衡量,如项目的收入、利润和回报率等,更包括社会效益的考量,比如项目对医院声誉的提升、对患者服务质量的改善等。会计制度为医院提供了多样化的评估工具和方法,使得医院能够从多个维度对项目的成果进行客观、公正的评价。在进行绩效评估的同时,医院还需要对投资项目的财务状况进行深入的分析。这包括对项目整个生命周期内的资金流动、成本结构、盈利能力、偿债能力以及运营效率等关键财务指标进行剖析。通过利用会计制度中规范的财务分析工具和方法,医院能够清晰地了解项目在财务方面的表现,进而判断项目的成功与否。值得注意的是,投资后评价并不仅仅是一个简单的总结和反思过程。更重要的是,它能够为医院未来的投资决策提供宝贵的经验和教训。通过对投资项目的全面评估和分析,医院能够发现自身在投资决策、项目管理以及风险控制等方面存在的问题和不足。这些经验和教训对于医院而言是无价之宝,它们能够帮助医院在未来的投资活动中更加理性、科学地进行决策,避免重蹈覆辙。

## 三、会计制度在医院投资风险管理中的应用

### (一)投资风险的识别与评估

投资风险的识别与评估是投资决策中的关键环节,它能帮助投资者了解潜在的风险因素,为制定有效的风险管理策略提供基础。投资风险识别主要是发现和确定投资过程中可能遇到的各种风险。这包括市场风险,如市场波动、竞争加剧;技术风险,如技术更新快、研发失败;财务风险,如资金流动性不足、债务违约;管理风险,如管理不善、决策失误;以及环境风险,如政策变动、自然灾害等。通过深入分析和了解这些风险,投资者可以对投资项目的整体风险状况有一个初步的认识。接下来,投资风险评估就是对识别出的风险进行量化和定性分析。这包括评估风险发生的概率、风险发生后可能造成的损失程度,以及风险的可控性等。通过风险评估,投资者可以更加准确地了解每种风险的大小和重要性,从而确定需要重点关注和管理的风险。在进行投资风险的识别与评估时,投资者需要充分利用各种信息来源,如市场调研报告、财务报表、政策文件等,同时还需要结合自身的经验和专业知识进行判断。此外,投资者还可以借助专业的风险评估工具和方法,如风险矩阵、情景分析等,以提高风险识别和评估的准确性和效率。

## (二)投资风险的会计计量与报告

会计制度在投资风险的会计计量与报告方面的应用,确实展现了其独特的价值和意义。对于医院而言,投资风险不仅仅是一个数字问题,更是一个关乎医院未来发展和稳健运营的关键问题。因此,如何准确、全面地计量和报告这些风险,就显得尤为重要。会计制度的精妙之处在于,它提供了一套完整的框架和方法,使得医院能够采用合适的会计政策和估计方法,对投资风险进行准确的会计计量。比如,通过公允价值计量,医院可以更加真实地认识到其资产和负债的当前市场价值,从而避免历史成本计量可能带来的信息滞后和失真问题。而减值测试则可以帮助医院及时发现并处理可能存在的资产减值风险,确保资产价值不被高估。这些计量方法不仅深入揭示了投资风险的经济实质,还有助于医院在财务报告中真实、完整地披露投资风险信息。这对于外部投资者和监管机构而言,无疑提供了一份宝贵的"风险地图"。通过这份地图,他们可以清晰地了解到医院在投资方面所面临的各种风险和挑战,从而对医院的投资价值和风险状况做出更加准确、全面的评估。此外,会计制度还要求医院在财务报告中充分披露与投资风险相关的重大事项、风险管理策略及效果等。这不仅增强了医院的公信力和医院管理工作的透明度,还为内部管理层提供了一个及时了解投资风险最新动态的窗口。通过这些报告,管理层可以迅速掌握投资风险的最新变化,进而对风险应对策略进行及时的调整和优化,确保医院能够在复杂多变的投资环境中保持稳健的运营态势。

## (三)投资风险的控制与防范

会计制度在投资风险的控制与防范方面,确实为医院构筑了一道坚实的"防火墙"。通过建立健全的内部控制制度,医院能够在投资的每一个环节都做到有据可查、有规可循,从而大大降低了人为操作失误和内部舞弊的风险。在这样的制度下,医院对投资流程进行了严格的规范,每一个步骤都需经过严格的审核和批准。同时,岗位职责也被明确界定,每个员工都清楚自己的职责所在,不会出现推诿扯皮的情况。这种明确性和规范性不仅提高了医院的工作效率,更强化了员工的风险意识,使他们在日常工作中能够时刻保持警惕,及时发现并防范潜在的风险。此外,会计制度中的预算管理和成本核算等工具也为医院有效控制投资成本提供了有力支持。通过精细化的预算管理和成本核算,医院能够清楚地掌握每一笔投资的资金去向和效益情况,从而避免浪费和损失。这不仅有助于医院节约宝贵的资源,更能够确保医院的投资活动始终保持在可控的范围内。

# 第三节　会计制度在医院融资管理中的应用

## 一、会计制度在医院融资决策中的应用

### (一)融资需求分析

在融资决策过程中,医院对其融资需求的准确分析是至关重

要的第一步。这一步不仅关乎医院能否成功筹集到所需资金,更影响着医院未来的发展战略和财务健康。而其中,会计制度的基础性作用不容忽视。会计制度为医院提供了一套系统、规范的财务信息记录和处理方法。通过财务报表,如资产负债表、利润表和现金流量表等,医院可以清晰地了解其资金状况。这些报表详细记录了医院的资产、负债和所有者权益,以及收入、费用和现金流等关键财务信息。通过对这些数据的深入分析,医院能够准确掌握其当前的资金状况,包括资金规模、流动性和结构等。除了资金状况,经营成果也是医院在融资决策中需要重点考虑的因素。通过利润表,医院可以了解其收入、成本和利润等经营成果信息。这些数据反映了医院的盈利能力、成本控制和运营效率等方面的情况。通过对经营成果的分析,医院可以判断其是否需要融资来支持业务扩张、设备更新或研发创新等。

## (二)融资方案设计与评估

在明确了融资需求后,医院便进入了融资方案的设计与评估阶段。这一阶段对于确保医院未来财务稳健和战略发展至关重要,而会计制度在这一过程中扮演着举足轻重的角色。医院在设计和评估融资方案时,首先需要充分利用会计数据和信息。这些数据不仅包括了历史的财务数据,如收入、支出、资产和负债等,还可能包括预测的未来现金流、盈利能力和偿债能力等。通过这些数据,医院可以对不同融资方案的潜在成本和收益进行详细的量化分析。例如,在考虑债务融资时,医院可以利用会计数据来估算不同借款额度和期限下的利息支出。这些估算将帮助医院了解债务融资对其未来现金流和盈利能力的影响。同样,在考虑股权融资时,医院需要评估新发行股份对现有股东权益的稀释程度,以及新股发行可能带来的额外资本和战略投资者的价值。除了直接成本和收益外,医院还需要考虑各种融资方案的间接影响。例如,债务融资可能会增加医院的财务风险,而股权融资则可能导致管理层的决策受到新股东的影响。这些间接影响虽然难以量化,但同样重要,需要医院在评估融资方案时予以充分考虑。在评估不同融资方案时,对比各种方案的财务指标是一个有效的方法。医院可以制定一套综合的财务指标体系,包括融资成本、资金利用率、偿债能力、盈利能力等方面,然后对不同方案进行逐一评分和排序。通过这种方法,医院可以更加客观地评估不同融资方案的优劣,从而选择出最符合其战略目标和财务状况的方案。

## (三)融资决策中的会计信息披露与透明度

### 1. 确保财务报表和其他会计信息的准确性

医院在编制财务报表时,必须遵循相关会计准则和法规,确保所有交易和事项都得到正确记录和反映。同时,医院还需要建立完善的内部控制体系,对财务报表的编制、审核和发布过程进行严格把关,防止任何形式的舞弊和错误发生。医院应保证会计信息的完整性。这要求医院在披露会计信息时,必须提供全面、详细的数据和信息,不得有任何隐瞒或遗漏。例如,医院在披露收入时,应同时提供收入来源、金额和确认方式等详细信息;在披露负债时,应说明负债的性质、期限和偿还计划等。通过这些完整的信息,投资者和债权人才能对医院的财务状况进行全面评估。

**2. 会计信息披露的即时性**

医院需要确保其财务报表和其他会计信息能够及时发布,以便投资者和债权人能够及时了解医院的最新财务状况和经营成果。在信息时代,信息的时效性对于投资者和债权人的决策具有重要影响。因此,医院需要建立高效的信息披露机制,确保所有重要信息都能在第一时间传达给相关利益方。除了保证会计信息的准确性、完整性和及时性外,医院还应积极与投资者和债权人沟通。这不仅可以解答他们对会计信息的疑问和关切,更能够帮助他们更好地理解医院的财务状况和经营策略。通过建立良好的沟通机制,医院可以与投资者和债权人建立起长期的信任关系,为未来的融资活动奠定坚实基础。

## 二、会计制度在医院融资风险控制中的应用

### (一)融资风险的识别与分类

在融资活动中,医院如同航行在波涛汹涌的海洋中的船只,时刻面临着各种风险的挑战。市场风险、信用风险、流动性风险等,这些风险如同暗礁和急流,稍有不慎就可能对医院的财务状况和声誉造成重大损害。因此,医院必须高度重视对融资风险的控制,而会计制度则是医院在这一过程中不可或缺的利器。利用会计制度,医院可以对融资风险进行及时有效的识别和分类。财务报表和其他会计记录如同医院的"体检报告",通过对其进行深入分

析,医院可以洞察自身财务状况的细微变化,从而及时发现潜在的融资风险。例如,通过分析债务结构,医院可以了解自身负债的规模和期限结构,进而识别出偿债风险的高低;通过监测现金流量,医院可以掌握自身资金的流入和流出情况,从而预警流动性风险的出现。会计制度提供的数据和信息具有客观性和可验证性,使得医院能够对不同类型的融资风险进行准确识别和分类。这为后续的风险控制奠定了坚实的基础。医院可以根据风险的类型和程度,制定针对性的风险控制措施,从而有效地降低融资风险的发生概率和影响程度。此外,会计制度还能帮助医院对融资风险进行持续监测和评估。通过定期编制财务报表和进行财务分析,医院可以及时了解自身财务状况的最新动态,从而根据实际情况调整风险控制策略和措施。这种动态的风险管理方式使得医院能够在复杂多变的市场环境中保持稳健的财务状况和良好的声誉。

## (二)会计制度在融资风险计量中的作用

融资风险的计量,作为风险控制的核心环节,对于医院的稳健运营至关重要。在这一过程中,会计制度的作用如同指南针,为医院提供了明确的方向和依据。通过充分利用会计数据和信息,医院能够运用多种风险计量模型和方法,对融资风险进行深入细致的量化分析。以信用风险为例,医院可以利用历史违约数据和会计信息,建立起一套完善的信用风险评分模型。这一模型如同一把精准的尺子,能够对债务人的信用风险进行量化评估,帮助医院在融资决策中做出更加明智的选择。同时,对于市场风险和流动性风险,医院可以通过敏感性分析、压力测试等方法,进一步量化这些风险对医院财务状况的潜在影响,从而做到心中有数,应对自如。然而,要保证融资风险计量的准确性和有效性,遵循会计制度中对会计工作的规范性和准确性要求至关重要。医院必须确保其财务报表和其他会计记录的编制严格符合相关会计准则和法规的要求。这意味着在数据的采集、处理、分析和报告等各个环节,医院都需要做到严谨细致,不容有失。只有这样,医院才能获得真实、可靠、具有参考价值的风险计量结果,为风险控制提供有力支持。

### (三)融资风险的监测与报告机制

融资风险的监测与报告,作为风险控制的关键环节,对于医院的财务安全和稳健发展具有不可或缺的重要作用。为了有效应对融资风险,医院必须建立健全的融资风险监测与报告机制,确保能够及时发现、准确评估和及时报告风险情况。在这一机制中,会计制度的基础性作用不可忽视。医院通过利用会计信息系统,可以对融资风险进行实时监测,及时掌握风险动态,确保风险在可控范围内。这意味着医院的会计信息系统必须具备高效、准确的数据处理能力,能够迅速反映各项财务指标的变化,从而帮助医院及时捕捉融资风险的蛛丝马迹。同时,医院还需要定期编制融资风险报告,向管理层和投资者全面、客观地披露风险状况和风险控制措施。这份报告如同一份体检报告,详细反映了医院在融资活动中的健康状况和存在的风险隐患,为管理层提供决策依据,为投资者提供风险提示。为了提高融资风险报告的透明度和有效性,医院必须优化其会计信息披露制度。这不仅包括完善信息披露内容,确保信息的全面性和真实性;还需要提高信息披露频率,使投资者能够及时了解医院的最新风险状况;同时,增强信息披露的易读性和可理解性也至关重要,以便让非专业投资者也能轻松读懂报告内容。

### (四)会计制度对融资风险控制的贡献及医院会计制度的改进方向

会计制度在医院的融资风险控制中,扮演着举足轻重的角色。它如同医院的"神经系统",通过提供准确、及时、完整的会计信息,帮助医院敏锐地感知市场环境的变化和融资风险的存在。正是依赖于这一制度,医院才能够有效地识别、计量、监测和报告融资风险,从而为风险控制提供坚实的数据支持。然而,随着市场环境的不断演变和监管要求的持续提高,医院会计制度在融资风险控制方面的表现仍有待提升。为了更好地应对挑战,医院应积极寻求改进和创新。首先,医院可以进一步优化其会计信息系统。通过引入先进的信息技术和数据处理工具,提高风险数据的处理效率和准确性。这将使医院能够更快速地获取和分析风险信息,从而做出更为及时和准确应对。其次,医院还应加强与其他风险管理部门的沟通与协作。融资风险控制不是孤立的,而是需要医院内部各部门之间的紧密配合。通过构建全面、有效的融资风险管理体系,医院能够整合内部资源,形成合力,共同应对融资风险。此外,医院还应保持对新的会计准则和监管要求的持续关注。随着市场的不断发展,相关法规和准则也在不断完善和更新。医院应及时调整其会计制度和风险控制策略,以适应新的市场环境和监管要求,确保自身在融资活动中的合规性和稳健性。

## 三、会计制度在医院融资效率提升中的应用

### (一)融资流程的优化与再造

在医院的融资活动中,融资流程如同一条复杂的生产线,每一个环节都紧密相连,共同影响着融资效率的高低。而在这条生产线上,会计制度扮演着至关重要的角色,它如同一位精明的监督者,时刻关注着流程中的每一个环节,确保其顺畅、高效运转。通过规范和完善会计制度,医院可以更加清晰地了解融资流程中的各个环节。这意味着医院能够透视整个融资过程,从资金的申请、审批、划拨到使用,每一个环节都无所遁形。这种透明度不仅让医院管理层对融资活动有了更加全面的掌握,也为后续的优化和再造提供了有力依据。在了解融资流程的基础上,医院可以进一步发现流程中存在的瓶颈和问题。这些问题可能是繁琐的审批程序、低效的资金划拨流程,或是其他影响融资效率的环节。通过会计制度的引导和规范,医院可以有针对性地对这些问题进行改进和优化,从而打破瓶颈,提升融资效率。例如,简化审批程序是提升融资效率的重要手段之一。在原有的审批程序中,可能存在多余的环节和不必要的等待时间,这些都严重拖累了融资效率。通过优化会计制度,医院可以精简审批流程,去除冗余环节,让资金能够更快速地到达需要的地方。同样地,优化资金划拨流程也是提升融资效率的关键。在资金划拨过程中,如果存在信息不对称或操作不规范的情况,都可能导致资金划拨的延误或错误。通过完善会计制度,医院可以确保资金划拨的准确性和时效性,让资金

能够高效、准确地流向目的地。

## (二)融资成本的管理与控制

融资成本作为医院融资活动中的核心要素,直接关系医院的财务状况和运营绩效。在这个关键领域,会计制度如同一盏明灯,为医院指引着前行的方向,助力医院在复杂的融资环境中稳健前行。通过会计制度的规范实施,医院能够实现对融资成本的精细化管理和控制。这不仅意味着医院能够准确核算和记录每一笔融资成本,更代表着医院能够深入了解融资成本的构成和变化趋势。比如,医院可以清晰地掌握各种融资方式下的成本结构,包括利息支出、手续费、担保费等,从而洞察哪些成本在上升、哪些成本在下降,以及背后的原因。这种对融资成本的透彻理解,为医院制定更加有效的成本控制策略提供了坚实的数据基础。医院可以根据成本分析的结果,调整融资结构,优化债务和股权的比例,降低高成本资金的使用,增加低成本资金的来源,从而实现融资成本的总体降低。此外,会计制度在评估和比较不同融资方式的成本效益方面也发挥着重要作用。通过对比分析各种融资方案的预期成本与实际效益,医院可以更加理性地做出选择,避免盲目追求低成本而忽视潜在风险,或是过于保守而错失融资良机。

## (三)融资效率的评估与改进

为了持续提升融资效率,医院不能仅仅满足于当前的融资成果,而需要不断地进行自我评估和改进。在这一过程中,会计制度的作用显得尤为关键,它为融资效率的评估提供了客观、可量化的

依据,使得医院能够准确地把握融资活动的脉搏。通过会计制度
的规范实施,医院可以定期收集、整理和分析融资活动的相关数
据。这些数据包括融资金额、融资成本、融资期限以及资金使用情
况等,它们共同构成了评估融资效率的重要指标。医院可以利用
这些指标,对比分析实际融资效率与预期目标之间的差距,从而发
现融资活动中存在的问题和不足。例如,医院可能会发现某些融
资方式的成本过高,或者某些融资渠道的资金到位速度较慢,这些
问题都会直接影响到融资效率。针对这些问题,医院可以制定针
对性的改进措施,如寻找更低成本的融资方式、优化融资流程以加
快资金到位速度等。同时,会计制度还可以帮助医院建立融资效
率监测机制。通过实时监测融资效率的变化情况,医院可以及时
了解融资活动的动态,发现潜在的问题和风险,并采取相应的措施
进行应对。这种监测机制就如同医院的"心电图",能够实时反映
融资活动的健康状况。

## (四)会计制度对融资效率提升的支持及其创新点

会计制度在支持医院融资效率提升方面的作用,如同稳固的
基石,为医院的融资活动提供了坚实的支撑。其显著的优势和创
新点,使得医院在复杂多变的融资环境中,依然能够保持高效、稳
健的运营态势。会计制度有助于准确、及时的会计信息的提供,为
医院的融资决策提供了有力的数据支持。这些信息涵盖了医院的
财务状况、经营成果和现金流量等方面,为医院管理层制定融资策
略、选择融资方式提供了全面、客观的依据。在这种数据支持下,
医院能够更加科学地评估不同融资方案的优劣,从而降低决策失

误的风险,提高融资活动的成功率。会计制度在规范融资流程、管理融资成本、评估融资效率等方面也发挥了重要作用。通过会计制度的规范,医院可以确保融资流程的合规性和高效性,避免不必要的操作风险和时间成本。同时,会计制度还可以帮助医院对融资成本进行精细化管理,实现成本的最优化控制。此外,通过定期评估融资效率,医院可以及时发现融资活动中存在的问题和不足,制定针对性的改进措施,推动融资活动的高效化。值得强调的是,会计制度并不是一成不变的。随着市场环境的变化和医院融资需求的变化,医院会计制度也需要不断创新和完善。例如,引入新的会计处理方法、采用先进的会计信息系统等,都可以进一步提高医院的融资效率。这种创新和完善,不仅有助于医院适应新的融资环境和挑战,也为医院的可持续发展注入了新的活力。

## 第四节　会计制度在医院营运资金管理中的应用

### 一、会计制度与医院营运资金使用

#### (一)资金流向的科学分配

会计制度作为医院财务管理的基石,为医院构建了一个清晰、规范的财务管理框架。这一框架不仅为医院的日常财务活动提供了明确的指导,更为医院在营运资金管理方面提供了有力的支持。首先,会计制度确保了医院在营运资金的分配上能够更加科学和合理。通过详尽的预算编制,医院可以对未来一段时间内的资金

流入和流出进行预测和规划,确保各项资金都能够在关键环节和
重点领域得到合理分配。这不仅避免了资金的盲目使用和浪费,
还有效地防止了因资金短缺而导致的运营困境。同时,会计制度
的核算功能使得医院能够对营运资金的使用情况进行实时监控。
通过定期的财务报表和财务分析,医院管理层可以清晰地了解到
各项资金的流向和使用效率,从而对资金的使用进行及时的调整
和优化。这种实时的监控和调整机制,不仅确保了资金的安全,还
大大提高了资金的使用效率。此外,会计制度还有助于医院建立
起完善的内部控制体系。通过明确的岗位职责和审批流程,医院
可以确保每一项资金的使用都经过严格的审核和批准,从而有效
地防止了财务风险的发生。

## (二) 内控质量的强化

会计制度在医院营运资金管理中的应用,对于强化医院的内
控质量起到了至关重要的作用。通过建立健全的会计制度,医院
能够确立一套完整、规范的财务流程,使各项财务活动都有章可
循、有据可查。这不仅提高了医院财务管理的透明度和规范化程
度,更为医院的内控质量提供了坚实的制度基础。会计制度的实
施,进一步明确了医院内部各岗位的职责和权限。在营运资金管
理过程中,每个岗位都承担着特定的职责和任务,通过会计制度的
规范,各岗位人员能够更加清晰地了解自己的职责范围和工作要
求,从而确保各项财务工作能够得到有效执行。这种职责的明确
化,不仅提高了工作效率,还有助于形成相互制约、相互监督的内
部控制机制。同时,会计制度在医院营运资金管理中的应用,加强

了医院内部的监督和控制。这种内部监督和控制机制的建立,不仅保障了医院资产的安全和完整,更为医院的稳健运营提供了有力的保障。此外,会计制度还有助于医院增强风险防范意识。通过会计制度的宣传和培训,医院员工可以更加深入地了解财务管理的重要性和风险点,从而在日常工作中更加注重规范操作和风险防范。这种风险防范意识的提高,对于医院营运资金的安全和稳定具有重要意义。

## (三)预算管理与绩效评价体系的完善

会计制度在医院营运资金管理中的应用,不仅仅局限于资金流向的分配和内控质量的强化,更体现在预算管理与绩效评价体系的完善上。预算管理制度是医院财务管理的重要组成部分,而会计制度的引入为其提供了科学的依据和标准化的操作流程。通过建立科学的预算管理制度,医院可以对各项支出进行精细化、合理化的规划和控制。这种规划不仅基于医院的历史数据和实际需求,更结合了市场动态、政策变化等多重因素,确保营运资金的每一分投入都能产生最大的效益。同时,预算管理制度还通过定期的预算执行情况分析和调整,确保医院在运营过程中能够及时发现并解决资金使用上的问题,避免资金的浪费和损失。而绩效评价体系则是与预算管理制度相辅相成的另一重要环节。在会计制度的指导下,医院可以建立起一套全面、客观的绩效评价体系。这套体系不仅关注各科室和员工的经济业绩,更重视其服务质量、患者满意度等非经济指标,确保医院的运营目标能够全面、均衡地实现。通过绩效评价,医院可以对各科室和员工的业绩进行量化评估,及时发现和纠正运营中的问题和不足,同时为员工提供了公平的竞争环境和明确的晋升渠道,激励员工更加积极地投入到工作中去。

### (四)战略目标与运营目标的分解实施

会计制度在医院运营管理中发挥着举足轻重的作用,尤其体现在对医院战略目标和运营目标的分解实施上。通过会计制度的规范执行,医院能够获取到准确、全面的财务数据,进而更好地掌握自身的财务状况和运营情况。这些数据为医院管理层制定战略目标和运营目标提供了有力的支持,确保了目标制定的科学性和合理性。同时,会计制度还帮助医院将整体的战略目标和运营目标细化到各个科室及员工层面。通过明确的业绩评价和考核体系,医院可以对各科室及员工的运营成果进行量化评估,及时发现运营中的短板和问题,并采取有效的改进措施。这种评价和考核不仅关注经济指标,还注重服务质量、患者满意度等非经济因素,推动医院整体运营水平的提升。此外,会计制度在推动医院战略目标和运营目标实现的过程中,还发挥着监督和激励的作用。通过定期的财务审计和业绩评价,医院可以对各科室及员工的运营情况进行动态监控,确保各项运营活动符合医院的整体战略目标。同时,结合绩效激励机制,医院可以激发员工的积极性和创造力,推动他们为实现战略目标和运营目标而努力奋斗。

## 二、会计制度与医院营运资金周转率及占用率评估

### (一)营运资金周转率的计算与分析

营运资金周转率是医院财务管理中一个重要的指标,用于衡

量医院营运资金的使用效率。它反映了医院在一定时期内营运资金的流转速度,是评估医院经营状况和财务健康程度的重要依据。营运资金净额是指医院流动资产与流动负债之间的差额,它代表了医院在正常经营活动中可支配的净资金额,销售收入则是医院在一定时期内通过销售商品或提供服务所获得的收入总额。营运资金周转率的计算公式为:营运资金周转率=销售收入/平均营运资金净额。这里的平均营运资金净额通常采用期初和期末营运资金净额的平均值来计算,以更准确地反映整个时期的资金状况。

在计算营运资金周转率时,医院需要注意几个关键点。首先,确保销售收入和营运资金净额的数据准确无误,以免计算结果失真。其次,要选择合适的计算周期,通常以一个财年或季度为基准,以便与其他财务指标进行比较和分析。营运资金周转率的分析对于医院管理层具有重要意义。一个较高的周转率意味着医院的营运资金流转较快,资金利用效率较高,有助于提升医院的盈利能力和市场竞争力。相反,较低的周转率可能表明医院在资金管理方面存在问题,如存货积压、应收账款回收缓慢等,需要采取措施加以改进。在进行营运资金周转率分析时,医院还应结合行业特点和自身经营情况进行综合评估。不同行业的营运资金周转率可能存在差异,因此,医院需要将自身数据与同行业医院进行比较,以更准确地判断自身在行业中的地位和水平。

## (二)营运资金占用率的评价与优化

营运资金占用率,作为医院财务管理的一项重要指标,深刻地反映了医院在运营过程中营运资金被占用的程度。它不仅关系医院的资金运作效率,还直接影响着医院的偿债能力和整体运营风险。因此,对于医院而言,合理评价营运资金占用率并采取相应的优化措施,是提升运营效率、确保资金安全的关键所在。会计制度在这一方面发挥了重要的规范和指导作用。它明确要求医院必须对营运资金占用率进行合理的评价,以确保资金使用的合规性和高效性。在进行评价时,医院需要综合考虑多个因素,包括资金的使用目的、占用时间、收益情况等。通过对这些因素的综合分析,医院能够更加准确地评估营运资金占用率的合理性和风险水平,过高的营运资金占用率往往意味着医院存在大量的资金沉淀或低效的资产配置。这可能是由于医院在采购、库存、收款等方面存在管理漏洞或不合理流程所导致的,因此,医院需要通过优化采购计划、加强库存管理、加快收款速度等手段,降低不必要的资金占用,释放沉淀资金,从而提升整体运营效率。

与过高的占用率相反,过低的营运资金占用率则可能暗示医院面临着偿债压力或资金短缺的风险。这可能是由于医院过度依赖短期债务、资金使用不当或收入不足等原因所造成的。在这种情况下,医院需要更加谨慎地管理债务结构,合理安排偿债计划,确保资金的流动性和安全性。同时,医院还需要积极寻求增加收入的途径,提高盈利能力,从而缓解资金压力。为了有效地降低营运资金占用率并提升整体运营效率,医院需要采取一系列具体的优化措施。首先,医院需要完善内部管理制度和流程,确保资金使用的规范性和高效性。其次,医院需要加强资产管理和维护,提高资产使用效率和使用寿命。此外,医院还需要优化债务结构,合理安排长短期债务比例,降低偿债风险。最后,医院需要积极采用先进的信息技术和管理手段,提高财务管理的智能化和自动化水平,从而提升管理效率和准确性。

### (三)营运资金风险的识别与防范

**1.营运资金风险识别**

(1)现金风险

医院现金风险是财务稳健性的重要考量因素。现金储备不足或现金流断裂,不仅可能导致医院无法及时支付日常运营费用,如员工工资、租金和水电费等,还可能影响到医院按期偿还债务本金和利息的能力,进而损害医院的信用和声誉。为了有效识别现金风险,医院必须密切关注现金流入和流出的动态变化,这包括定期分析现金流量表,了解经营、投资和筹资活动对现金流的影响。此外,预测未来现金流的充足性也至关重要,这要求医院基于历史数据和市场趋势,对未来一段时间内的现金流入和流出进行合理估算。同时,评估现金储备的合理性也是识别现金风险的重要环节,医院需要确保现金储备既能满足短期资金需求,又不会造成资金闲置和浪费。

(2)流动性风险

医院运营中,资产和负债的期限结构不匹配是一种常见的财务风险,这种不匹配可能导致医院在短期内难以偿还到期债务,从而引发流动性风险。为了有效识别这种风险,医院需要计算并分析关键的流动性指标,如流动比率和速动比率。流动比率反映了医院流动资产与流动负债之间的关系,而速动比率则进一步剔除了存货等不易变现的资产,更加准确地反映了医院的短期偿债能力。通过计算这些指标,医院可以了解自己的短期资金状况,并评估是否有足够的流动性来应对即将到来的债务偿还压力。此外,医院还需要全面评估其短期债务的偿还能力,包括考虑未来现金流的预测、可动用的融资渠道以及可能的资产处置等因素,从而确保医院能够在短期内保持稳健的财务状况。

### 2. 营运资金风险防范

（1）完善现金管理

建立现金预算制度是医院稳健财务管理的重要一环。通过预测和规划未来的现金流,医院能够更好地掌握资金运作的节奏,合理安排现金流入和流出的时间和金额,从而确保医院运营所需的资金得到及时、有效的配置。这不仅有助于医院应对日常经营中的资金波动,还能为医院在面临突发事件时提供足够的财务缓冲。同时,保持适当的现金储备也是至关重要的,这能够为医院抓住稍纵即逝的投资机会提供有力的资金支持,助力医院实现更大的发展。通过建立现金预算制度和保持适当的现金储备,医院能够在复杂多变的市场环境中保持财务的灵活性和稳健性,为医院的持续健康发展提供有力保障。

（2）提高流动性管理

为了降低流动性风险,医院应精心安排其资产和负债的期限结构。这意味着,医院需根据自身的经营周期、资金需求以及市场环境,合理配置长期和短期资产,同时匹配相应期限的负债,从而确保短期债务在到期时能够得到及时偿还。此外,提高资产的流动性也是关键所在。医院可以通过多种方式来达成这一目标,例如利用短期融资工具迅速筹集资金,或者通过应收账款保理将尚未到期的应收账款转让给金融机构,从而提前收回资金并加速资金周转。这些措施不仅有助于医院应对突发的资金需求,还能在一定程度上降低其面临的流动性风险,确保医院在任何情况下都能维持正常的运营和发展。

## 三、会计制度与医院营运资金报告

### (一)营运资金变动表的编制与解读

#### 1. 营运资金来源与运用的列报

营运资金来源与运用的列报是医院财务管理中一项至关重要的任务,它涉及对医院资金流动情况的全面梳理和准确记录。在营运资金变动表中,医院必须详细列报营运资金的来源和运用情况,以便管理层能够清晰地了解医院的资金状况。来源方面,医院营运资金的主要来源包括经营活动产生的现金流入、投资活动产生的现金流入以及筹资活动产生的现金流入。经营活动产生的现金流入是指医院通过日常医疗服务、药品销售等经营活动所获得的现金收入;投资活动产生的现金流入则是指医院通过投资所获得的收益,如出售资产、收回投资等;而筹资活动产生的现金流入则是指医院通过借款、发行债券等方式筹集到的资金。在运用方面,医院营运资金的运用主要包括经营活动产生的现金流出、投资活动产生的现金流出以及筹资活动产生的现金流出。经营活动产生的现金流出是指医院在日常经营活动中所支付的现金,如购买药品、支付工资等;投资活动产生的现金流出则是指医院进行投资所支付的现金,如购买设备、进行长期股权投资等;而筹资活动产生的现金流出则是指医院偿还债务、支付利息等所支付的现金。

**2. 营运资金增加(或减少)净额的反映**

营运资金增加或减少净额的反映,是医院财务健康状况的一个重要晴雨表。营运资金变动表作为这一数据的主要载体,为医院管理层和财务分析师提供了深入了解医院资金流动性状况的窗口。这张表格最终所揭示的,不仅仅是简单的数字变动,更是医院经济脉络的跳动与变化。当营运资金出现净增加时,这通常意味着医院的资金流入超出了资金流出,表明医院在当前的运营周期内有效地管理了其现金资源。这样的增加可能是由于收入的增加、成本的降低或者两者兼而有之。无论哪种情况,这都说明医院的资金流动性得到了实质性的改善,为医院的进一步发展或应对突发情况提供了更强的财务后盾。相反,如果营运资金出现净减少,那么医院就需要格外警惕了。因为这可能意味着医院的现金流出超过了现金流入,表明医院在资金管理方面可能存在某些问题或挑战。这样的减少可能是由于收入的下降、成本的上升,或者两者同时发生。在这种情况下,医院需要迅速行动,查找并解决导致资金流动性下降的根本原因,以防止财务状况进一步恶化。

## (二)现金流量表的编制与分析

### 1. 现金流入与流出的分类与列报

现金流入与流出的分类与列报在医院财务管理中占据着举足

轻重的地位。现金流量表,作为医院财务报表的重要组成部分,旨在清晰地反映医院在一定时期内的现金流动状况。为了实现这一目标,医院必须将现金流入和流出按照经营活动、投资活动和筹资活动三大类别进行细致的分类,并逐一列报。经营活动是医院日常运营的核心,包括医疗服务提供、药品销售、患者医疗费用收取等。在这一类别下,医院需要详细记录通过经营活动所获得的现金流入,如医疗收入、药品销售收入等;同时,也要准确反映经营活动中产生的现金流出,如员工薪酬支付、药品采购支出等。投资活动则涉及医院长期资产的购置与处置,如设备购买、房地产投资等。医院需要记录通过投资活动所获得的现金流入,如资产处置收益;同时,也要列报投资活动中产生的现金流出,如购买固定资产所支付的现金。筹资活动关乎医院资本结构的调整与资金筹集,在这一类别下,医院需要记录通过筹资活动所获得的现金流入,如借款收到的现金;同时,也要反映筹资活动中产生的现金流出,如偿还债务所支付的现金。

### 2. 现金净流量的计算与解读

现金净流量的计算与解读在医院财务管理中占据着至关重要的地位。现金流量表,作为反映医院现金流动状况的财务报表,其最终目的就是展示医院在一定时期内的现金净流量。这一指标,简而言之,就是现金流入与现金流出的差额,它直接体现了医院现金的净增加额或减少额。当现金净流量为正时,这意味着医院的现金流入超过了现金流出,表明医院在当前的运营周期内现金流动性良好,有较强的支付能力。这种情况下,医院不仅可以轻松应对日常运营所需的各项支出,还有能力进行额外的投资或应对突发情况,从而保持其财务状况的稳定性和灵活性。相反,如果现金净流量为负,那么医院就需要格外警惕了。因为这可能意味着医院的现金流出超过了现金流入,医院可能面临现金流动性风险,甚至可能出现资金链断裂的危机。在这种情况下,医院必须迅速采取行动,查找导致现金净流量为负的根本原因,并制定相应的应对措施,以确保医院的正常运营和财务安全。

# 第五节 医院会计制度应用中存在的问题及解决对策

## 一、会计制度应用中存在的问题

### (一)会计制度与医院实际运营脱节

当前,确实存在部分医院的会计制度与其实际运营情况不相匹配的问题,这在很大程度上削弱了会计制度应有的指导和管理作用。会计制度的设计初衷是为了规范医院的财务行为,提高资金的使用效率,但在实际操作中,过于理论化的制度设计往往忽视了医院的实际情况和特殊需求。以小型医院和专科医院为例,它们在运营规模、业务模式、资金来源和运用等方面与大型综合性医院有着显著的差异。小型医院可能面临资金紧张、人员配备不足等问题,而专科医院则可能更加注重某一领域的投入和发展。然而,现行的会计制度往往采用"一刀切"的方式,没有充分考虑到这些医院的实际情况和特殊需求。这种脱节现象导致了一系列问题。首先,会计制度在实际应用中难以适应医院的实际情况,使得医院在财务管理上陷入被动。其次,过于僵化的会计制度可能阻碍医院的发展和创新。例如,一些有潜力的项目可能因为不符合现行的会计制度而无法获得资金支持。最后,这种脱节还可能引发医院内部的矛盾和不满,降低员工的工作积极性。

## (二)会计制度执行不严格,存在违规操作

在医院的日常运营过程中,会计制度的执行确实常常面临诸多挑战,导致执行不够严格,这在一定程度上削弱了会计制度对医院财务管理的约束力。首先,部分医院对会计制度的重视程度明显不足。这种态度往往源于对会计制度作用的误解或忽视,认为会计制度只是一纸空文,无须过于认真对待。在这种思想指导下,医院在执行会计制度时往往敷衍了事,流于形式,未能真正使制度发挥作用。其次,一些医院存在违规操作的情况。这些违规操作包括但不限于未按规定进行资产清查、擅自改变资金用途等。例如,有的医院在进行资产清查时,可能由于人手不足或时间紧迫等原因,未能对资产进行全面、细致的盘点,导致账实不符;有的医院则可能出于某种利益考虑,擅自将专项资金挪作他用,严重违背了专款专用的原则。这些违规操作不仅损害了会计制度的严肃性和权威性,更可能对医院的财务状况和运营秩序造成严重影响。一方面,违规操作可能导致医院资产流失、资金链断裂等财务风险;另一方面,这些行为也可能引发医院内部的腐败和权力寻租现象,破坏医院的良好形象和声誉。

## （三）会计人员专业素质不足，影响制度实施效果

会计人员在医院财务管理中扮演着举足轻重的角色，他们的专业素质直接关乎会计制度的实施效果。遗憾的是，目前部分医院的会计人员确实存在专业素质不足的问题，这对医院的整体运营和决策产生了不小的负面影响。具体而言，这些会计人员在面对新会计制度时，往往表现出理解不深入的情况。新会计制度可能涉及新的核算方法、报表编制要求等，要求会计人员具备较高的理解和应用能力。然而，由于专业素质的欠缺，一些会计人员无法准确把握新制度的精髓和要求，导致在实际操作中频频出错。此外，操作技能不熟练也是部分医院会计人员面临的一大问题。会计制度的有效实施需要会计人员熟练掌握各项操作技能，如账务处理、报表编制、财务分析等。然而，一些会计人员由于缺乏必要的培训和实践机会，导致操作技能生疏，无法满足实际工作的需要。这些问题不仅严重影响了会计工作的效率和质量，还可能引发更为严重的后果。例如，会计信息失真会误导医院的决策层，导致决策失误；而会计人员操作技能的不熟练则可能引发财务风险，对医院的稳健运营构成威胁。

## （四）缺乏有效的监督和评价机制

要确保医院会计制度的有效执行，监督和评价机制的重要性不言而喻。然而，现实情况却是，部分医院在这两大方面均存在显著的不足，严重制约了会计制度作用的发挥。首先，内部监督机制的不完善是一个突出问题。内部监督是确保会计制度得到严格执

行的第一道防线。然而,部分医院的内部监督机制形同虚设,要么缺乏独立的内部审计部门,要么内部审计职能被严重削弱。这导致一些违规行为,如财务舞弊、滥用职权等,难以及时被发现和纠正。长此以往,不仅会计制度的权威性受到挑战,医院的财务安全也面临严重威胁。其次,外部评价机制的缺失也是一大弊端。外部评价是医院从第三方角度审视自身会计制度执行效果的重要途径。然而,由于种种原因,如缺乏统一的评价标准、评价机构独立性不足等,部分医院的外部评价机制严重缺失。这使得医院无法客观、全面地评估会计制度的执行效果,也无法及时根据评价结果进行调整和优化。监督和评价机制的不足,不仅影响了医院会计制度的有效执行,更可能对医院的整体运营和发展产生深远影响。一方面,监督不力可能引发财务风险和信任危机;另一方面,评价缺失则可能导致医院在财务管理上停滞不前,无法适应不断变化的外部环境。

## 二、解决对策

### (一)完善会计制度,提高与医院实际运营的契合度

医院作为一个复杂的运营系统,其内部存在着多种多样的实际情况和特殊需求,这就要求医院在进行会计制度设计时,必须充分考虑到这些因素,确保制度与实际运营紧密契合。特别是对于小型医院和专科医院而言,它们与大型综合性医院在运营规模、业务模式等方面存在显著差异,因此更需要一套灵活而实用的会计制度来支撑其日常运营。针对这些医院的特点,可以制定一些针

对性的会计制度。例如,在资产管理方面,小型医院和专科医院不像大型医院那样拥有雄厚的资产基础,因此可以采用更为简化的资产管理流程,降低管理成本;在收入核算方面,可以根据医院的业务特点,制定更加符合实际的收入确认和计量方法,确保收入的准确记录。此外,随着医疗技术的不断进步和医院运营环境的不断变化,医院的运营需求也会随之发生变化。这就要求医院必须定期对会计制度进行审查和更新,以适应新的运营需求。例如,当医院引进新的医疗设备或开展新的诊疗项目时,就需要对现有的会计制度进行相应的调整和完善,确保新业务能够得到有效的财务支持。

## (二)加强会计制度执行力度,规范操作流程

医院作为一个重要的社会公共服务机构,其运营管理的规范性和效率性直接关系到广大患者的切身利益和社会的整体福祉。因此,医院必须高度重视会计制度的执行情况,通过加强监督和检查来确保各部门和人员都能严格遵守制度规定。在日常运营中,医院应设立专门的监督机制,对会计制度的执行情况进行定期和不定期的检查。这些检查应覆盖医院的各个部门和各个环节,确保会计制度得到全面、有效的执行。同时,医院还应鼓励员工积极反映会计制度执行中存在的问题和不足,以便及时采取措施进行改进。对于在监督和检查中发现的违规行为,医院必须采取果断措施进行纠正。这包括要求违规部门或人员立即停止违规行为、对已经造成的后果进行补救等。同时,医院还应根据违规行为的性质和严重程度,追究相关责任人的责任,以起到警示和教育作

用。除了加强监督和检查外,医院还应规范会计操作流程,确保会计信息的准确性和完整性。这要求医院制定详细的会计操作流程和规范,明确各项会计工作的具体要求和标准。同时,医院还应加强对会计人员的培训和教育,提高他们的专业技能和素质,确保他们能够按照规范和要求进行会计工作。

## (三)提升会计人员专业素质,加强培训和考核

在医院财务管理体系中,会计人员的专业素质对于保障会计制度的有效执行和财务信息的准确性具有至关重要的作用。因此,医院应高度重视会计人员的专业素质提升工作,将其视为一项长期而系统的任务来抓。为了不断提升会计人员的专业素质,医院应定期开展会计制度和操作技能的培训活动。这些培训活动应涵盖会计制度的最新要求、核算方法的更新、报表编制的技巧等方面,旨在帮助会计人员全面理解和掌握会计制度的核心内容和操作方法。通过培训,会计人员可以更加深入地了解会计制度的要求,更加熟练地运用会计技能,从而提高工作效率和质量。同时,医院还应定期对会计人员进行考核和评价。考核内容可以包括会计制度的掌握情况、操作技能的熟练程度、工作态度和团队协作等方面。通过考核,医院可以了解会计人员的实际工作能力和水平,及时发现和纠正存在的问题和不足。而评价则可以为会计人员提供有针对性的反馈和建议,激励他们不断提升自身专业素质,为医院的财务管理工作做出更大的贡献。此外,医院还应为会计人员提供良好的工作环境和发展平台。通过优化工作流程、提供必要的工作资源和支持,为会计人员创造更加便捷、高效的工作环境。

同时,医院还应鼓励会计人员积极参与学术交流和研究活动,拓宽视野,提升专业素养。

## (四)建立健全监督和评价机制,确保制度有效执行

医院作为一个复杂的运营系统,其内部监督机制的建立健全至关重要。为了确保会计制度的严格执行和财务信息的真实可靠,医院必须明确各部门的监督职责和权限,形成一套有效的制衡机制。这套机制应涵盖医院的各个层级和各个环节,确保每一项经济活动都受到必要的监督和约束。在日常运营中,内部监督部门应定期对会计制度的执行情况进行检查,及时发现和纠正存在的问题。这包括对会计账簿、财务报表等财务资料的审查,以及对会计人员操作流程的合规性检查。通过这些措施,医院可以确保会计制度的各项要求得到全面、准确的执行,从而保障财务信息的真实性和完整性。除了内部监督外,医院还应积极引入外部评价机制,邀请具有独立性和专业性的第三方机构对会计制度的执行效果进行评估和审计。外部评价可以从更加客观、全面的角度审视医院的财务管理工作,发现内部监督可能忽视的问题和风险。同时,外部评价机构还可以为医院提供有针对性的改进建议,帮助医院优化会计制度和管理流程。通过外部评价,医院不仅可以及时了解和掌握会计制度的执行效果,还可以借助第三方机构的专业力量,对医院的财务管理体系进行全面、深入的诊断和评估。这有助于医院发现自身在财务管理方面的不足和潜力,为医院的持续发展和竞争力提升提供有力支持。

# 第四章 政府会计制度下医院财务风险管理

## 第一节 医院财务风险的定义和种类

### 一、医院财务风险的定义

财务风险是医院在财务管理过程中必须面对的一个现实问题,它通常指的是在医院的各项财务活动中,由于内外部环境的变化以及各种难以预测或无法控制的因素影响,导致医院的实际财务结果与预期目标发生偏离,从而可能使医院遭受经济损失的可能性。这种风险不仅贯穿于医院生产经营的始终,而且在市场经济环境下表现得尤为突出。首先,我们要明白,任何医院在经营活动中都离不开财务活动,如资金的筹集、使用和分配等。这些活动在为医院创造价值的同时,也带来了相应的风险。例如,在资金筹集过程中,医院可能面临利率、汇率的变动风险,导致筹资成本上升;在资金使用过程中,可能因市场需求的变化或管理不善导致资金效益下降;在资金分配过程中,可能因分配不合理而影响医院的再生产能力或投资者信心。

财务风险的存在是客观的,它不以人的意志为转移。这意着医院无法完全消除财务风险,但可以通过科学的管理和有效的控制措施来降低风险发生的可能性和影响程度。此外,财务风险还具有不确定性和双重性的特点。不确定性是指财务风险的发生时间、地点以及影响程度往往难以准确预测;而双重性则是指财务风险既可能给医院带来损失,也可能带来机遇。这就要求医院在面对财务风险时,既要保持警惕,做好风险防范工作,又要善于抓住风险中的机遇,化危为机。

## 二、医院财务风险的基本类型

### (一)筹资风险

筹资风险是医院财务管理中一个极为重要的方面,它源于资金供需市场以及宏观经济环境的不断变动。这种风险不仅直接关系到医院的财务成果,还可能对医院的长期稳健发展产生深远影响。利率风险是筹资风险中最为常见的一种。金融市场上金融资产的波动往往导致利率的上下浮动,从而直接影响医院的筹资成本。当利率上升时,医院的筹资成本随之增加,这可能会对医院的盈利能力和偿债能力造成双重打击。再融资风险也是医院筹资过程中需要重点关注的风险之一。金融市场的不断变化意味着金融工具品种和融资方式的不断更新。这种变化可能导致医院在需要再次融资时面临诸多不确定性,如融资条件的变化、融资难度的增加等。此外,医院自身筹资结构的不合理也可能导致再融资困难重重。财务杠杆效应则是一把双刃剑。通过杠杆融资,医院可以在一定程度上放大其经营成果,但同时也放大了其面临的风险。

当医院经营状况良好时,财务杠杆可以为医院带来更多的收益;但一旦医院经营出现问题,财务杠杆效应可能会加速医院的衰败。

## (二)投资风险

投资风险是医院在投资决策过程中必须严肃对待的问题。一旦投入资金,无论是通过直接投资还是证券投资,都面临着市场需求变化带来的收益不确定性。直接投资通常意味着医院深入参与被投资公司的经营管理,与其共同承担风险并分享收益。而证券投资,如股票和债券,则使医院在保持一定灵活性的同时,也暴露于市场波动的风险之中。在投资过程中,利率的变动可能会影响投资项目的成本和收益,再投资风险则涉及未来投资机会的不确定性。汇率风险对于跨国投资尤为重要,而通货膨胀风险则会削弱投资的实际回报。此外,金融衍生工具的使用可能带来高回报的机会,但同时也伴随着极高的风险。道德风险和违约风险则是与合作伙伴或投资对象之间的信任问题息息相关。因此,医院在投资时必须全面评估各种风险,谨慎决策。

## (三)经营风险

经营风险是指医院在日常经营活动中所面临的各种不确定性因素,这些因素可能导致医院的实际经营成果与预期目标发生偏离,从而给医院带来潜在的损失。经营风险通常源于多个方面,包括市场需求的变化、竞争加剧、供应链的不稳定、管理决策的失误以及法律法规的变动等。这些风险因素相互交织,共同影响着医院的稳健运营和持续发展。为了降低经营风险,医院需要密切关注市场动态,及时调整经营策略,加强内部管理,提升员工素质,同时保持与供应商、客户等利益相关者的良好沟通与合作。只有这样,医院才能在复杂多变的市场环境中立足并不断发展壮大。

### (四)存货管理风险

库存管理是公司运营中不可或缺的一部分,尤其是对于生产型医院而言。保持适量的存货对于确保生产线的连续运作和满足客户需求至关重要。然而,如何确定这个"适量"或"最优库存量"却是一个相当复杂且棘手的问题。存货过多,首先会导致资金的占用。大量产品积压在仓库中,不仅无法迅速转化为现金流,还可能因为市场变化、技术进步等因素而贬值。此外,过多的存货也会增加仓储成本,包括租金、人工、保险和损耗等。这些额外的支出都会压缩医院的利润空间。

# 第二节　医院财务风险管理的原则和方法

## 一、医院财务风险管理的原则

### (一)全面性原则

#### 1. 全过程管理

财务风险如同无形的暗流,在医院运营的每一个环节中都有可能潜伏,从最初的资金筹集开始,就需警惕资金来源的稳定性和成本的高低。在投资决策时,更是要仔细权衡风险与收益,避免因盲目扩张而陷入困境。营运管理过程中的风险同样不容忽视,无论是库存管理、应收账款还是成本控制,稍有不慎都可能导致资金流紧张。最后的利润分配环节也需审慎对待,要平衡好股东利益与医院长远发展的关系。正因为财务风险无处不在,风险管理必须贯穿医院运营的始终。这要求医院不仅要有完善的风险管理制度和流程,更要在日常运营中时刻保持警惕,及时发现和控制风险。只有这样,医院才能在复杂多变的市场环境中立于不败之地。

### 2. 全员参与

财务风险管理,在许多人眼中,或许只是财务部门或风险管理部门的专业职责,但实际上,它关乎医院的整体安全与稳健,与每一位员工都息息相关。医院的稳健运营离不开每一个环节的紧密配合,而财务风险则可能隐藏在这些环节之中。因此,每位员工都应该提高风险意识,这不仅是对自己工作的负责,更是对医院未来的守护。在日常工作中,无论是处理财务数据、与客户沟通,还是进行内部流程操作,员工都应该保持警觉,及时发现并报告那些可能引发财务风险的因素。这种全员参与的风险管理方式,不仅能够增强医院的风险抵御能力,还能促进医院内部文化的健康发展,让医院在激烈的市场竞争中更加从容不迫。

### 3. 全方位监控

医院身处复杂多变的内外部环境之中,这些环境因素时刻都在影响着医院的运营和发展。为了有效应对各种挑战,医院必须对内外部环境进行全面而深入监控。这包括密切关注宏观经济环境的变动,如货币政策、财政政策、医保政策等;同时,还要深入了解所在行业的发展趋势,洞察技术创新、消费者需求变化等行业动态。此外,市场竞争状况也是医院需要重点关注的内容,包括竞争对手的战略调整、市场份额的争夺等。医院内部管理状况同样不容忽视,如组织架构、流程制度、员工士气等都可能影响到医院的稳定运营。通过对这些因素的实时监控和分析,医院可以更加敏锐地捕捉到潜在的风险因素,从而及时制定相应的应对措施,确保医院在风云变幻的市场中始终保持稳健前行的姿态。

## (二)重要性原则

### 1. 识别关键风险

医院在经营过程中,会面临形形色色的财务风险,这些风险不仅来源广泛,而且影响程度各异。为了有效应对这些风险,医院首先应对其进行全面的评估。评估的目的在于识别出那些可能对医院经营产生重大影响的风险因素,这些因素通常被称为关键风险。关键风险可能包括多种类型,其中最常见的是资金短缺。资金是医院的生命线,一旦出现短缺,可能导致医院无法维持正常运营,甚至面临破产的危机。此外,重大投资决策失误也是医院需要警惕的风险之一。错误的投资决策不仅可能导致大量资金的损失,还可能使医院错失发展良机。信用风险同样不容忽视,特别是在与客户或供应商的交易中,一旦出现违约情况,将对医院的信誉和资金链造成双重打击。因此,医院必须时刻保持警惕,对可能产生的财务风险进行及时识别和评估。

### 2. 优先处理

在识别出可能对医院经营产生重大影响的关键风险后,医院下一步要做的是迅速且有效地分配资源以应对这些风险。资源的分配必须确保针对性强、效率高,因为只有这样,医院才能在风险真正来临时做到从容不迫。为了做到这一点,医院需要制定一系列的风险控制措施。这些措施应紧密围绕关键风险进行,旨在降低风险发生的概率或减轻其可能带来的损失。同时,建立风险预警机制也至关重要,这能够帮助医院在风险初现端倪时就及时察觉,从而赢得宝贵的应对时间。此外,加强对相关人员的培训和监督同样不容忽视。因为无论风险控制措施多么完善,其最终的执行效果还是取决于人的因素。通过培训,可以提升员工的风险意识和应对能力;而通过监督,则可以确保风险控制措施得到切实有效的执行。

### 3. 持续监控

对于已经识别出的关键风险,医院绝不能掉以轻心。这些风险,如同潜藏在暗处的猛兽,随时可能向医院扑来。为了确保医院的安全,医院必须对这些关键风险保持持续的监控和关注。内外部环境的变化是常态,这也意味着关键风险可能会随着时间的推移而发生变化。新的风险可能会出现,而一些原有的风险可能会逐渐消退。因此,医院需要定期对风险进行重新评估,以确保对当前风险状况的准确把握。基于这些评估结果,医院应及时调整其风险管理策略。这可能包括更新风险控制措施、优化风险预警机制以及提升员工的风险应对能力等。通过这些调整,医院可以确保其风险管理策略始终与当前的风险状况相匹配,从而确保关键风险始终得到有效控制。这样,医院才能在不断变化的市场环境中保持稳健运营。

## (三)制衡性原则

制衡性原则,作为医院财务风险管理的核心原则之一,强调在风险管理的整个过程中建立一种相互制约、相互监督的机制。这种机制的重要性不言而喻,它不仅能够确保医院各个部门和人员在自己的职责范围内行使权力,还能够通过相互之间的监督,有效地防止财务风险的发生和扩大。在医院这个复杂的组织机构中,各个部门和人员都承担着不同的职责和任务。从高层管理者到基层员工,从财务部门到临床科室,每一个部门和人员都在为医院的运营和发展贡献着自己的力量。然而,这种多元化的组织结构也带来了潜在的风险,特别是在财务管理方面。如果没有一个有效的制衡机制,那么很容易出现权力滥用、信息不对称等问题,从而引发财务风险。制衡性原则的实施要求医院在财务风险管理中建立一个全方位的制衡机制。这个机制应贯穿于医院的各个层级和部门,确保每一个部门和人员都在自己的职责范围内行使权力,并受到其他部门和人员的监督。

具体来说,这个制衡机制应包括以下几个方面:

### 1. 医院应建立完善的内部控制体系

内部控制体系是医院财务风险管理的基础,它通过对医院内部各项经济活动的规范和控制,确保医院资产的安全和完整,防止财务舞弊行为的发生。在内部控制体系中,各个部门和人员应明确自己的职责和权限,形成相互制约、相互监督的关系。

### 2.医院应加强内部审计工作

内部审计是医院自我监督、自我约束的重要手段。通过定期或不定期的内部审计,医院可以及时发现和纠正财务管理中存在的问题和漏洞,防止财务风险的扩大和蔓延。同时,内部审计还可以对医院内部控制体系的有效性进行评估和监督,提出改进意见和建议。

### 3.医院还应建立信息公开和透明制度

信息公开和透明是制衡机制的重要组成部分。通过公开医院财务状况、经营成果、重大决策等信息,可以增强医院内部和外部利益相关者的监督和约束力量,防止医院内部出现暗箱操作、权力寻租等行为。

## 二、医院财务风险管理的方法

### (一)风险识别

风险识别作为医院财务风险管理的第一步,具有举足轻重的地位。这一步的准确性和全面性直接决定了后续风险评估和应对的有效性。因此,医院必须高度重视风险识别工作,确保能够全面、系统地识别和分析可能对其财务状况产生不利影响的内部和外部风险因素。在风险识别的过程中,医院应充分利用各种信息来源,以便及时发现和了解各种潜在的风险因素。财务报表是医院财务状况的直观体现,通过分析财务报表中的各项数据,医院可以了解自身的收入、成本、利润等财务状况,从而发现可能存在的财务风险。例如,收入下降可能意味着市场需求的变化或竞争压力的加大,成本上升可能源于物价上涨或管理效率的下降。医院需要关注这些财务数据的变化趋势,并分析其背后的原因和影响。除了财务报表,审计报告也是医院风险识别的重要依据。审计报告通常由专业的审计机构出具,对医院的财务状况和内部控制体系进行全面、客观的评价。通过审计报告,医院可以了解自身在财务管理和内部控制方面存在的问题和漏洞,从而及时采取措施进行改进。市场分析报告则有助于医院了解外部环境的变化和趋势。

## (二)风险应对

风险应对作为医院财务风险管理的最终环节,承载着将风险评估的结果转化为实际行动的重要使命。它不仅是实现风险管理目标的关键环节,更是医院稳健运营和持续发展的重要保障。在这一环节中,医院需要根据风险评估的结果,结合自身的实际情况和风险承受能力,制定切实可行的风险应对策略和措施。风险应对的过程并非简单地将风险消除或刻意避免风险,而是在风险与收益之间寻求一种微妙的平衡。医院作为一个复杂的经济实体,其运营过程中必然伴随着各种风险。有些风险虽然可能带来损失,但也可能带来可观的收益。因此,在风险应对的过程中,医院应坚持风险与收益相平衡的原则,既要确保风险得到有效控制,又要保障医院的正常运营和发展。

# 第三节　会计制度在医院财务风险防范中的
作用及实践应用

## 一、会计制度在医院财务风险防范中的作用

### (一)规范医院会计核算,提高会计信息质量

#### 1. 确保会计信息的真实性、完整性和准确性

会计制度是医院财务管理中的一项根本性制度,它通过设定一系列严格的会计核算规范和操作流程,确保了医院提供的会计信息具有真实性、完整性和准确性。这些规范不仅涵盖了会计科目的设置、会计凭证的填制、会计账簿的登记以及会计报表的编制等各个环节,还深入到了医院会计政策的选择、会计估计的合理性以及会计差错更正的处理方式等细节方面。会计科目的设置是会计制度的基础,它要求医院根据自身的经营特点和业务需求,科学合理地设置会计科目,以便准确反映医院的经济业务和财务状况。会计凭证的填制则是会计核算的关键环节,它要求医院按照规定的格式和内容填制会计凭证,确保凭证的真实性和完整性。会计账簿的登记和会计报表的编制则是会计核算的总结和呈现,它们要求医院按照规定的程序和方法进行登记和编制,以便提供准确、可比的会计信息。此外,会计制度还对医院的会计政策、会计估计和会计差错更正等方面进行了规范。会计政策的选择要求医院遵

循一贯性原则,确保同一类经济业务在不同时期采用相同的会计处理方法。会计估计的合理性要求医院根据客观事实和合理假设进行估计,避免主观臆断和误导性陈述。会计差错更正的处理方式则要求医院及时发现和更正会计差错,确保会计信息的准确性和可靠性。

### 2. 防止会计舞弊和错误行为的发生

会计制度在规范医院会计核算行为的同时,更为显著地体现在其通过建立健全的内部控制制度和监督机制,来有效地防止会计舞弊和错误行为的发生。这种内部控制并非单一的手段或方法,而是一个由多个环节和要素构成的完整体系。首先,职责分离是这一体系中的基石。通过明确划分不同岗位和部门的职责,确保没有个人或部门能够单独完成一项重要的会计业务,从而减少了舞弊和错误的机会。例如,出纳与会计档案的保管、收入与支出的登记等职责被严格分开,形成了相互制约的关系。其次,审批授权机制进一步强化了内部控制。每一项经济业务或会计事项在发生之前,都必须经过适当的审批和授权。这不仅确保了经济业务的合规性,也增加了舞弊和错误的难度。此外,内部审计和外部审计构成了监督机制的两大支柱。内部审计由医院内部的专业人员组成,他们定期对医院的各项经济活动进行审查和评估,确保医院的运营符合法律法规和内部政策的要求。外部审计则由独立的第三方机构进行,他们对医院的财务报表进行审计,验证其真实性、完整性和准确性。

## （二）建立健全内部控制制度，加强医院内部管理

### 1. 明确岗位职责和权限，实现相互制约和监督

建立健全内部控制制度是会计制度的核心任务之一，它对于规范医院内部管理、提高工作效率以及防范财务风险具有至关重要的作用。在这一制度的框架下，医院内部各岗位的职责和权限得到了明确和细化，这不仅涵盖了财务和会计等核心岗位，还延伸到了其他与财务管理息息相关的部门。每个岗位都被赋予了特定的职责范围和操作权限，这意味着每个员工都必须在自己的职责范围内开展工作，不得越权操作。这种明确的职责划分不仅提高了工作效率，更重要的是，它有效避免了因职责不清而导致的推诿扯皮和内部管理混乱。同时，会计制度在岗位设置和权限分配上强调了一种相互制约和监督的机制。这种机制通过合理设置岗位和分配权限，使得不同岗位之间形成了一种相互制衡的关系。例如，出纳人员与稽核、会计档案保管等岗位实现了严格分离，确保了资金的安全和会计信息的准确性；审批人员也必须在规定的权限范围内进行审批，不得越权行事。

### 2. 规范医院内部流程，提高工作效率和质量

会计制度在构建和完善医院内部流程方面扮演着关键性的角色。通过详尽且系统的规范，会计制度确保了医院的各项财务和管理工作都能有条不紊地进行，进而提升医院的整体运营效率。具体而言，财务审批流程、会计核算流程、内部审计流程等都被会计制度赋予了明确的规定和操作指南。这些规定和指南不仅为各

部门和人员提供了统一的工作标准,还确保了每项工作都能按照既定的程序顺利推进。在这种环境下,医院内部的工作变得更加规范化和有序化,大大减少了因操作不当或流程混乱而导致的风险和损失。更重要的是,规范的内部流程不仅提升了工作效率,还显著提高了工作质量。由于所有部门和人员都遵循着相同的流程和标准,医院内部的沟通和协调变得更加顺畅。这种顺畅的沟通有助于减少误解和冲突,进一步增强团队的凝聚力和向心力。此外,规范的流程还为医院提供了一种自我检查和纠正的机制。通过定期的内部审计和流程评估,医院能够及时发现并纠正内部管理中存在的问题和漏洞。这种自我完善的能力不仅有助于医院保持稳健的运营状态,还为其在日益激烈的市场竞争中保持领先地位提供了有力保障。因此,会计制度在规范医院内部流程方面的作用不容小觑,它是推动医院持续健康发展的关键因素之一。

## (三)强化医院风险管理,提高医院应对风险的能力

### 1. 识别和评估财务风险,制定风险防范措施

在医院的日常运营中,财务风险确实如影随形,它可能源于外部环境的突变,也可能来自内部管理的疏忽。会计制度明确要求医院必须对财务风险进行全方位、无死角的识别和评估。这一过程并不简单,它要求医院对外部的宏观经济环境进行深入洞察,了解政策走向、经济周期、市场利率等关键因素的变化,以判断这些变化可能对医院产生的财务影响。同时,行业趋势和市场状况的分析也必不可少,它们能够揭示出行业的盈利空间、竞争格局以及

消费者的需求变化,从而帮助医院及时调整经营策略,规避潜在风险。当然,内部运营的分析同样重要。医院需要对自身的财务报表、财务指标和财务比率等进行仔细研读和深入研究,以发现可能存在的财务风险点。例如,通过分析应收账款周转率、存货周转率等指标,医院可以判断其资金周转是否顺畅;通过比较毛利率、净利率等指标的变化,医院可以了解其盈利能力是否稳定。在识别和评估了财务风险之后,会计制度进一步要求医院必须采取行动,制定切实有效的风险防范措施。这些措施多种多样,可能包括优化资本结构以降低财务风险,调整投资策略以提高投资回报,加强内部控制以防止舞弊和错误,完善风险管理机制以提高应对风险的能力等。通过这些措施的实施,医院可以将财务风险控制在可承受的范围内,从而确保医院的稳健运营和持续发展。

**2. 监控和报告财务风险,及时调整和改进风险管理策略**

除了对财务风险的初步识别和评估外,会计制度更强调了对这些风险的持续监控和定期报告,认为这是确保医院财务长期稳健的关键环节。为了实时掌握财务风险的变化情况,医院需要建立一套健全的财务风险监控体系。这套体系应该涵盖各个关键的财务指标和比率,以及可能影响医院财务状况的内外部因素。通过对这些指标和因素的持续监控,医院能够及时发现潜在的财务风险问题,如资金流紧张、债务压力增大、盈利能力下降等,从而迅速采取应对措施,防止风险进一步扩大。与此同时,定期的风险报告也是会计制度对医院提出的重要要求。这些报告应该全面反映医院的风险管理状况,包括风险的识别、评估、监控和应对等方面。

通过定期审阅这些报告,医院管理层可以深入了解医院当前面临的主要财务风险以及风险管理的效果。这不仅有助于增强医院管理层对财务风险的认识和重视程度,还能及时发现风险管理中存在的不足和漏洞。

## 二、会计制度在医院财务风险防范中的实践应用

### (一)会计制度在不同行业和不同规模医院中的应用效果比较

#### 1. 不同行业的应用效果

会计制度在不同行业中的应用效果,确实深受行业特点和经营环境的塑造与影响。这种影响并非一成不变,而是随着行业的演进而动态变化。在高度规范化和标准化的行业中,如金融业和制造业,会计制度的根基稳固、应用广泛。这些行业的业务流程相对固定,涉及的财务交易和会计操作也较为常规化。因此,会计制度能够如鱼得水,充分发挥其应有的作用。通过精确的财务数据处理和严谨的财务报告编制,会计制度不仅有效地识别和评估了潜在的财务风险,还为医院提供了及时的风险预警和相应的防范措施。这使得医院在面对复杂多变的金融市场和竞争激烈的制造业环境时,能够保持稳健的财务态势,从容应对各种挑战。然而,当我们将视线转向新兴行业或创新性较强的领域时,情况则大为不同。科技行业和创意产业就是其中的典型代表。这些行业的经营模式和盈利方式往往不拘一格,注重创新和变革。传统的会计

制度在面对这些行业的多样性时,可能会显得有些捉襟见肘。例如,对于科技行业中的研发支出和知识产权的会计处理,或对于创意产业中的版权收入和广告费用的核算,都需要会计制度进行更加灵活和创新的应对。这就要求会计制度在保持其基本原则的同时,也要不断与时俱进,积极适应新兴行业的发展需求,为这些行业的稳健成长提供有力的财务保障。

**2. 不同规模的应用效果**

会计制度在不同规模医院中的应用效果,呈现出显著的差异性。这种差异主要源于医院在规模、资源和管理体系上的不同。大型医院,凭借其雄厚的实力和资源优势,往往能够构建起一套完善的财务体系。这一体系不仅包括精确的财务数据处理、严谨的财务报告编制,还涵盖了全面的财务风险管理和控制机制。更为重要的是,大型医院通常拥有一支专业的财务团队,这支团队不仅具备深厚的会计专业知识,还熟悉医院的业务流程和市场环境,能够确保会计制度在医院中的高效实施。正因如此,大型医院在应对财务风险时,往往能够做到游刃有余,将风险控制在可承受的范围内。然而,对于中小型医院而言,情况则截然不同。这些医院由于资源有限,可能无法在财务体系建设上投入过多的精力和资金。同时,它们的管理体系也相对简单,可能缺乏专业的财务团队和完善的内部控制机制。这些因素都导致会计制度在中小型医院中的应用相对薄弱。为了提升会计制度的应用效果,中小型医院需要加强相关制度和流程的建设,包括完善内部控制机制、提升财务人员的专业素质、强化财务风险管理等。只有这样,中小型医院才能更好地应对财务风险,确保医院的稳健发展。

### (二)会计制度在财务风险防范中面临的挑战与改进建议

#### 1. 面临的挑战

会计制度在财务风险防范中所面临的挑战是多方面的,这些挑战随着医院经营环境的动态变化而日益凸显。现代医院经营环境的复杂性和多变性给会计制度带来了前所未有的压力。全球经济一体化、科技进步的加速以及市场竞争的日趋激烈,都使得医院面临的财务风险种类和形式不断增加。从传统的信用风险、市场风险,到新兴的操作风险、合规风险,每一种风险都可能对医院的财务状况产生重大影响。这就要求会计制度必须与时俱进,不断拓宽其识别和评估风险的视野和能力。然而,现实情况是一些医院在执行会计制度时存在诸多问题。有的医院可能由于对会计制度的重要性认识不足,导致制度执行不到位;有的医院则可能因为内部控制体系不健全,使得会计制度形同虚设。这些问题都严重削弱了会计制度在防范财务风险中的作用,使得医院暴露在巨大的风险之中。此外,会计制度本身也并非完美无缺。它作为一种人为设计的制度,难免存在一定的局限性和滞后性。例如,会计制度可能无法及时反映某些新的财务风险,或者在处理某些复杂的财务问题时显得力不从心。这就要求我们必须不断完善和更新会计制度,以适应不断变化的医院经营环境和财务风险状况。只有这样,会计制度才能在财务风险防范中发挥应有的作用,为医院的稳健发展保驾护航。

**2. 改进建议**

(1)加强会计制度的更新和完善

医院经营环境的变化和财务风险的新特点要求会计制度必须保持灵活性和适应性。因此,医院应定期审视和评估会计制度的有效性,并根据实际情况进行必要的调整和改进。这包括及时修订会计政策、更新核算方法以及完善财务报告体系,以确保会计制度能够准确反映医院的财务状况和风险情况。

(2)强化医院内部控制体系的建设

内部控制体系是会计制度有效执行的基础,对于防范财务风险具有至关重要的作用。医院应建立健全的内部控制机制,明确岗位职责和权限,规范财务流程,确保会计信息的真实性和准确性。同时,加强内部审计和风险管理职能,及时发现和纠正潜在的财务风险问题。

(3)加强财务人员的培训和教育

医院应定期组织财务人员进行专业培训,提高其会计、财务和风险管理方面的知识和技能。通过培养财务人员的风险意识和防范能力,可以使其在日常工作中更加敏锐地捕捉和应对财务风险,确保会计制度的有效实施。

(4)建立健全的财务风险监控和报告机制

医院应建立一套完善的财务风险监控体系,实时监测和分析财务状况和风险指标。同时,建立畅通的报告渠道,确保财务风险信息能够及时传递给管理层和利益相关者。这将有助于医院及时发现和应对潜在的财务风险问题,保障医院的稳健运营和持续发展。

# 第五章　政府会计制度下医院财务内部控制

## 第一节　医院财务内部控制的方法和程序

### 一、医院财务内部控制方法

#### （一）预算控制

**1. 预算编制与审批**

预算编制作为医院财务内部控制的首要步骤,其重要性不言而喻。它不仅是预算控制的基础,更是医院实现事业发展计划和目标的关键环节。为了确保本年度预算的科学性与合理性,医院在编制预算时必须紧密结合上年度预算的执行情况,深入剖析各项收支数据,从而为本年度预算的编制提供有力依据。在预算编制过程中,医院应秉持开放与协作的原则,充分征求各部门的意见和建议。这样做不仅能够确保预算的全面性,避免重要项目或部门的遗漏,还能够提高预算的准确性,使预算更贴近实际运营需求。此外,预算编制完成后并不意味着可以立即执行。为了确保预算的权威性和严肃性,预算编制成果必须经过医院领导的严格审批。领导层在审批过程中会对预算方案进行全面评估,确保其符合医院整体发展战略和财务规划。只有经过领导审批后,预算方案方可正式执行,从而确保医院经济活动的有序开展。

### 2. 预算执行与调整

预算执行无疑是预算控制中的关键环节,它直接关系到医院财务规划和战略目标的实现。为了确保预算的有效实施,医院各部门必须时刻牢记预算的约束性,严格按照经过批准的预算方案执行,开展各项经济活动。这意味着在日常运营中,无论是人员经费的支出、物资的采购,还是设备的更新与维护,都必须严格对照预算方案进行操作。当然,医院运营过程中难免会遇到一些特殊情况,如市场价格的波动、政策的变化或突发事件等,这些都可能影响到预算的执行。在这种情况下,医院需要灵活应对,对预算进行必要的调整。但调整预算并不是随意的行为,它必须遵循一定的程序和规定。任何部门或个人都无权擅自调整预算,否则将可能引发财务混乱和不必要的风险。因此,当需要调整预算时,相关部门必须提出书面申请,并经过医院领导层的审批同意后,方可进行调整。这样才能确保预算调整的合理性和合法性,保障医院财务的稳健运行。

### 3. 预算分析与考核

预算分析作为对预算执行情况深入剖析的重要手段,对于医院财务管理而言具有不可或缺的价值。通过定期对预算执行情况进行全面而细致的分析,医院能够清晰地掌握各部门在预算执行过程中的实际情况,进而及时发现存在的问题和不足之处。这种分析不仅有助于揭示问题的表象,更能深入挖掘其背后的原因,从而为医院提供有针对性的改进措施。为了进一步强化预算的约束力和激励作用,医院还应建立起完善的预算考核机制。通过将预算执行情况与部门绩效紧密挂钩,医院能够在内部形成一种良性的竞争氛围,促使各部门更加重视预算管理工作,不断提升预算执行效率。这种考核机制不仅有助于增强各部门的预算意识,还能有效激发员工的工作积极性,推动医院整体运营水平的提升。

## (二)收入控制

### 1. 收入来源与分类

医院作为提供医疗服务的机构,其收入结构具有多样性的特点。主要收入源头包括医疗服务收费,这一板块涵盖了患者接受诊断、治疗、检查、手术等医疗项目所产生的费用;药品销售也是医院重要的收入来源之一,涉及处方药、非处方药以及医疗耗材的销售收入;此外,政府为支持医疗卫生事业发展提供的财政补助,也是医院不可或缺的收入组成部分。为了确保医院财务的规范性和透明度,医院必须对这些不同类别的收入进行明确且细致的分类。这种分类不仅有助于准确反映各类收入的规模和结构,还能为后续的财务核算和管理提供便利。依据清晰的收入分类,医院可以更好地掌握自身的经济状况,为制定科学合理的财务决策提供有力支持。

### 2. 收入确认与核算

医院在财务管理方面承担着重要的社会责任,必须严格遵守国家相关法规和政策规定。对于医院而言,每一笔收入的确认和核算都容不得半点马虎。特别是对于医疗服务收费和药品销售等直接涉及患者的收入,医院必须确保收费标准和价格的公开、透明,并符合国家的相关规定,坚决杜绝乱收费现象的发生,以维护患者的合法权益和医院的良好声誉。同时,政府补助等专项资金的收入管理也同样重要,医院应建立严格的监管机制,确保这些资金能够及时、足额地到位,并按照规定的用途专款专用,严禁挪用或浪费。通过规范收入管理,医院不仅能够保障自身经济活动的合规性,还能够为社会的和谐稳定作出积极贡献。

### 3. 收入分析与预测

医院应高度重视收入情况的分析工作,定期深入剖析各类收入的动态变化。这种分析旨在揭示收入变化的趋势和内在原因,从而为医院高层提供全面、准确的财务信息,助力其做出科学的经营决策。通过对历史数据的挖掘和对比,医院能够更好地把握市场动态和患者需求,优化服务项目和资源配置。同时,为了应对未来的不确定性,医院还需对未来收入进行谨慎而合理的预测。基于市场调研、患者流量分析等多维度数据,医院应制定出切实可行的收入预算,确保经济活动的平稳运行。这种前瞻性的规划不仅有助于医院规避财务风险,还能够为其在激烈的市场竞争中赢得先机,保障医院的持续、健康发展。

## (三)支出控制

### 1. 支出计划与审批

医院在财务管理中,支出控制尤为关键。为了确保资金的高效利用和合规性,医院必须制订合理的支出计划。这一计划不仅要明确列出各项预期的支出项目,还要详细规定每项支出的预算额度和具体用途。通过这种方式,医院能够清晰地掌握自身未来一段时间内的资金需求,从而做出更加科学的财务规划。同时,严格的审批程序是支出控制中不可或缺的一环。任何支出项目,无论大小,都必须经过相关部门的仔细审核和批准。这一程序旨在确保每项支出都符合法律法规和医院内部的规章制度,防止任何形式的违规支出。未经审批的支出项目,医院应坚决予以拒绝执行,以维护财务纪律的严肃性和医院的整体利益。

**2. 支出执行与核算**

经过医院相关部门的严格审批后,各执行部门就必须严格按照支出计划来操作,不得有任何偏离。在执行支出计划的过程中,各部门要始终秉持财务纪律,确保每一笔支出都是真实发生的,并且金额准确无误。这要求医院内部建立起严密的监督机制,防止虚假支出和浪费行为。此外,为了保证医院财务信息的透明度和可信度,医院必须建立一套完善的核算体系。这套体系不仅要对各项支出进行及时、准确的记录和分类,还要定期进行财务审计和核对,确保账目的真实性和完整性。通过这样一系列措施,医院能够有效监控资金的使用情况,为医院的稳健运营提供有力保障。

**3. 支出分析与考核**

医院在财务管理方面,应高度重视支出情况的分析工作。通过定期对各项支出进行深入剖析,医院能够清晰地了解支出的结构和变化趋势,从而准确评估支出计划的执行效果。这种分析不仅有助于医院及时调整和优化支出策略,还能为未来的财务规划提供有力依据。为了进一步强化各部门的成本控制意识,医院还应建立支出考核机制。通过将支出情况与部门绩效紧密挂钩,医院能够激发各部门积极主动地控制成本、减少浪费。这种考核机制不仅有助于提升医院整体的经济效益,还能促进各部门之间的协作与配合,共同推动医院事业的健康发展。

## (四) 货币资金控制

### 1. 现金管理

医院在现金管理方面承担着重大责任,必须严格控制现金的使用范围。这意味着医院应明确哪些支出可以通过现金支付,哪些必须通过银行转账等其他方式,以减少现金交易的风险。同时,加强现金的保管措施也是至关重要的,包括设置专门的现金保管场所、配备必要的安全设施等,确保现金资产的安全无虞。定期盘点现金是保障现金安全的另一重要环节,通过盘点可以及时发现现金的溢余或短缺,并查明原因进行处理。此外,建立完善的现金日记账和总账制度对医院来说也是必不可少的。这些账目应详细记录每一笔现金的流入和流出,包括日期、金额、用途等信息,以便于医院随时掌握现金的动态情况,确保现金使用的合规性和可追溯性。

### 2. 银行存款管理

医院作为公共卫生体系的重要组成部分,其财务活动必须严格遵守国家相关法规和政策规定。在银行账户管理方面,医院应坚决杜绝私自开设银行账户或公款私存等违规行为,确保所有资金流动都在合法合规的框架内进行。这不仅是维护医院财务安全的基本要求,也是保障患者权益和医院社会公信力的重要举措。为了进一步提升银行存款管理的准确性和完整性,医院还应建立完善的银行存款日记账和银行对账单核对制度。通过日记账的详细记录,医院可以实时掌握银行存款的变动情况;而定期与银行对账单进行核对,则能及时发现并纠正可能存在的差错或舞弊行为。这些措施共同构成了医院银行存款管理的坚固防线,为医院的稳健运营提供了有力保障。

### 3. 其他货币资金管理

除了日常使用的现金和银行存款外,医院在其运营过程中还可能接触到其他多种形式的货币资金,例如外埠存款和银行汇票存款等。这些资金虽然可能不直接流经医院的日常账户,但同样属于医院资产的重要组成部分,因此也需要得到严格的管理和控制。医院应建立专门的管理机制来监控这些非常规货币资金的使用。这包括明确这些资金的合法来源和合规用途,防止其被挪用或用于不正当目的。同时,医院还需要定期进行审计和核对,确保这些资金的余额和交易记录与实际情况相符。通过这些措施,医院可以确保所有形式的货币资金都能得到安全、合规的管理,从而维护医院的整体财务健康。

### (五)固定资产控制

### 1. 固定资产购置与验收

医院在运营过程中,固定资产的购置是不可或缺的一环。为了确保资金的高效利用和医院的正常运营,医院必须根据实际需求制订合理的固定资产购置计划。这一计划应详细列出所需购置的资产清单、预算额度以及购置时间等关键信息。同时,购置计划必须经过严格的审批程序,确保每一笔支出都符合医院内部的规章制度和财务纪律。在购置过程中,医院应始终关注采购价格的合理性和采购质量的可靠性。这要求采购部门在进行市场调研的基础上,选择性价比高的供应商和产品。购置完成后,医院应组织相关部门进行严格的验收工作,确保所购置的固定资产在数量和质量上都符合预期要求。通过这一系列措施,医院能够确保固定资产购置活动的合规性和有效性,为医院的长期发展奠定坚实基础。

**2. 固定资产使用与维护**

医院要确保固定资产的长期稳定运行,必须建立完善的固定资产使用和维护制度。这一制度应详细规定各部门在使用固定资产时的职责和权限,以及日常维护和保养的具体要求。通过明确责任分工,医院能够确保每项固定资产都得到妥善使用和精心维护。为了防止固定资产的流失和损坏,医院还应定期对固定资产进行全面盘点和清查。这一过程中,不仅要核对固定资产的数量和种类是否与账目相符,还要检查其运行状态和使用效果。对于损坏或已达到报废标准的固定资产,医院应及时进行处理和更新,以确保医院运营不受影响。通过这些措施,医院能够实现对固定资产的有效管理,为医疗服务提供有力保障。

**3. 固定资产处置与报废**

对于医院中无法继续使用的固定资产,如医疗设备、器械或已达到报废年限的建筑物等,其处置和报废工作必须严格遵循相关规定。在处置过程中,医院应坚守公开、公平、公正的原则,确保处置价格的合理性,避免任何形式的低价出售或不当处理,从而保障医院的经济利益不受损害。同时,处置程序的合规性也不容忽视,必须符合国家法律法规和医院内部的规章制度。为了防止固定资产在处置和报废环节中出现流失和浪费现象,医院还应建立完善的审批制度。这一制度应明确规定处置和报废的申请、审批、执行等流程,确保每一步操作都有据可查、有责可追。通过这样的制度设计,医院能够加强对固定资产处置和报废环节的监管,从而最大限度地维护医院资产的安全和完整。

## 二、医院财务内部控制程序

### (一)财务内部控制流程设计

#### 1. 业务流程梳理与优化

医院作为一个复杂的运营机构,财务管理是其稳定运作的基石。为了进一步提升效率和服务质量,对现有财务业务流程的全面梳理显得尤为关键。在这一过程中,医院应深入挖掘每一个流程环节,识别出那些冗余、重复或低效的步骤。这不仅有助于消除浪费,更能确保资源得到合理分配和利用。在梳理的基础上,医院需紧密结合自身的实际情况,包括规模、人员配置、技术条件等,同时借鉴行业内的优秀经验和做法,对现有流程进行有针对性的优化设计。这种优化设计不仅要注重提升流程效率,还要确保流程效果的最大化。通过这样的方式,医院不仅可以实现财务管理的高效运作,还能为病患提供更加优质、便捷的服务,进而推动医院整体的可持续发展。

### 2. 关键控制点识别与评估

在医院优化后的财务业务流程中,识别出关键的控制点成为一项至关重要的任务。这些控制点不仅关乎医院的财务安全,更是医院稳健运营的基石。为了确保这些关键控制点的有效性,医院必须对其进行严格的评估。评估过程中,医院应深入剖析每一个控制点,判断其是否得到了充分的重视和有效的管理。同时,医院还需要根据评估结果,制定相应的风险控制措施。这些措施旨在强化对控制点的管理,降低潜在风险,确保医院财务安全不受威胁。通过这样一系列严谨的操作,医院不仅能够提升财务管理的水平,还能够为病患提供更加稳定、可靠的服务,进而赢得社会的广泛认可和信赖。

### 3. 内部控制措施制定与实施

基于关键控制点的深入评估,医院在构建内部控制体系时应精准施策,制定出具体的内部控制措施。这些措施包括但不限于:严格的审批制度,确保每一笔资金流动都经过合法、合规的审查;完善的核对机制,保障财务数据的真实性和准确性;以及强有力的内部审计,对医院各项财务活动进行定期、不定期的检查与监督。这些内部控制措施的实施,旨在全面覆盖医院的各项财务活动,不留死角,从而确保医院财务的安全与稳定。通过构建这样一套科学、严密的内部控制体系,医院不仅能够提升财务管理的效率和效果,还能够有效防范和化解潜在的财务风险,为医院的健康、持续发展提供有力保障。

## (二)财务内部控制实施步骤

### 1. 明确岗位职责与权限

为了确保医院财务内部控制的高效运作,明确各部门、各岗位的职责和权限是至关重要的。每个部门、每个岗位都应当清楚自己在财务内部控制体系中的角色和定位,确保各项财务工作都能够得到及时、准确的处理。此外,为了防止权力过于集中可能带来的潜在风险,医院还需要建立岗位之间的相互制约和监督机制。这意味着不同岗位之间应形成有效的制衡,确保任何一项财务决策或操作都经过多方审核和监督,从而降低出错和舞弊的可能性。通过这样的设计,医院不仅能够保障财务工作的规范性和安全性,还能够提升整体运营的稳定性和效率。

### 2. 制定并执行财务政策与程序

在医院财务管理中,制定完善的财务政策和程序是确保医院经济活动合规、有序进行的基础。这些政策和程序应全面覆盖医院的收支管理、资产管理、负债管理等各个方面,为医院提供明确的财务操作指南。在制定过程中,医院必须确保这些政策和程序既符合国家法律法规的要求,又充分考虑医院的实际情况和需求,确保其合理性和可行性。更为重要的是,一旦政策和程序制定完成,医院应严格执行,确保每一项财务活动都遵循既定的规则和流程。只有这样,医院才能有效规避财务风险,保障经济活动的安全、稳定和高效运行。

### 3. 开展内部审计与监督

为了确保医院财务内部控制体系的有效性,定期开展内部审计和监督工作显得尤为关键。这些工作不仅是对财务活动的一次全面体检,更是对医院内部控制体系的一次重要评估。通过内部审计,医院可以深入检查各项财务活动的合规性,确保其符合国家法律法规和医院内部政策的要求。同时,审计工作还能够评估财务活动的安全性和效率性,及时发现并纠正可能存在的风险点和漏洞。这种定期的自我检查机制,有助于医院不断完善和优化内部控制体系,提升财务管理水平,确保医院经济活动的健康、稳定运行。

## (三)财务内部控制效果评价

### 1. 内部控制自我评价报告

医院财务内部控制的自我评价是医院管理的重要环节,旨在确保内部控制体系的有效性和持续优化。医院应定期组织相关部门对财务内部控制进行全面、客观的自我评价,并形成书面报告。报告中应详细阐述内部控制的设计和执行情况,包括各项控制措施的落实情况、关键控制点的监控效果等。同时,报告也应诚实地反映出存在的问题和不足之处,如控制流程的疏漏、执行不力的环节等。针对这些问题,医院应提出具体的改进措施和计划,明确责任部门和时间节点,确保问题得到及时、有效的整改。通过这样的自我评价和报告机制,医院能够不断完善内部控制体系,提升财务管理水平,为医院的稳健运营提供有力保障。

### 2. 外部审计机构评价意见

为了确保医院财务内部控制评价的客观性和公正性,引入外部审计机构进行评价是至关重要的。外部审计机构作为独立的第三方,能够以其专业知识和丰富经验,对医院的财务内部控制体系进行全面、深入的评价。这种评价方式不仅能够发现医院自身可能忽视的问题和隐患,还能够为医院提供改进内部控制的宝贵意见和建议。医院应高度重视外部审计机构的评价意见,将其作为改进内部控制的重要依据,及时采纳并实施。通过外部审计机构的客观评价,医院能够不断完善和优化内部控制体系,提升财务管理水平,为医院的健康、可持续发展提供有力保障。

### 3. 持续改进与优化方案

在综合医院自我评价和外部审计机构的评价意见后,医院应深入剖析财务内部控制的薄弱环节和不足之处。针对这些问题,医院应提出具体、可行的持续改进和优化方案。这些方案可能涉及加强关键控制点的管理、优化审批流程、提升内部审计频率等方面,旨在全面提高财务内部控制的整体水平。医院不仅要制定这些方案,更要确保它们得到有效实施,通过持续地改进和优化,不断完善内部控制体系,从而保障医院财务活动的合规性、安全性和效率性。这种持续的努力将有助于医院在日益激烈的竞争中保持稳健的运营态势,实现可持续发展。

# 第二节　会计制度在医院财务内部控制中的作用和影响

## 一、会计制度在医院财务内部控制中的作用

### (一)提供规范的财务操作指南

#### 1. 设定财务活动的标准和流程

会计制度在医院财务管理中,宛如一盏明灯,为各项财务活动指明了方向。它为收入确认、费用核算、资产管理、负债处理等关键环节设定了清晰、统一的标准和流程,使得医院在复杂的经济环境中能够稳步前行。这些经过精心设计的标准和流程,不仅确保了医院各项财务活动的有序进行,更在无形中降低了操作风险,为医院的稳健运营提供了有力保障。医院深知,只有严格遵循会计制度规定的标准和流程,才能确保经济活动的合规性和稳健性。因此,医院在日常运营中始终坚守这些标准,规范地开展各项财务活动,力求在激烈的市场竞争中立于不败之地。

#### 2. 保证财务信息的准确性和一致性

会计制度对医院财务信息的生成、传递和处理过程起着至关重要的规范作用。为了确保财务信息的准确性和一致性,会计制度提出了一系列明确而严格的要求。医院在记录和报告财务信息时,必须严格遵守这些规定,采用统一的会计政策和核算方法,不

得有任何偏差。这种规范不仅有助于消除医院内部和外部的信息不对称和误解,还能显著提高财务信息的可比性和可理解性。无论是医院管理者还是外部投资者、监管机构,都能依据这些准确、一致的财务信息做出正确的决策和判断。因此,可以说,会计制度是医院财务管理工作的基石,它为医院提供了坚实的信息保障,确保了医院经济活动的健康、有序运行。

## (二)促进资源的合理配置和利用

### 1.通过预算控制和成本核算,优化资源配置

预算控制是医院资源管理的重要手段,而会计制度为预算编制、执行和监控提供了明确的框架。医院根据会计制度的要求,结合自身的战略目标和经营计划,制定合理的预算方案。预算控制有助于医院合理分配有限的资源,确保关键业务和部门得到足够的支持,这有助于医院了解各项服务和产品的成本结构,从而根据成本效益原则进行资源配置。成本核算还为医院提供了评估资源使用效率的重要工具,帮助医院发现资源利用的不足和浪费。

### 2.提高资源利用效率,降低浪费

会计制度在医院的资源管理中发挥着举足轻重的作用。它通过强化成本控制和效益分析,有力地推动了医院提高资源利用效率。在采购关键设备、药品和耗材时,医院必须严格遵循会计制度的规定,进行深入细致的成本效益分析。这一过程确保了医院的采购决策不仅符合经济效益,还兼顾了社会效益,实现了双重目标的平衡。此外,会计制度对医院的费用支出也提出了严格要求。

医院需要对各项费用进行严格的审批和控制,从而避免不必要的支出和浪费。通过定期的成本核算和效益评估,医院能够洞察资源利用过程中的问题,并及时采取措施进行改进。这不仅有助于降低浪费,更重要的是提高了医院资源的利用效率,为医院的持续发展和优质服务提供了坚实保障。

## (三)保障资产的安全与完整

### 1. 通过严格的资产管理制度防止资产流失

会计制度对于医院资产管理的重要性不言而喻,它要求医院必须构建一套科学、严谨的资产管理制度,对资产的采购、验收、使用、处置等每一环节实施细致入微的控制。在资产采购环节,医院需严格遵循会计制度的规定,进行层层审批和公开透明的招标流程,这不仅确保了采购资金的合理使用,更从源头上预防了腐败和不当交易的发生。资产的使用环节同样受到会计制度的严格约束。医院必须建立完善的领用和归还机制,对每一项资产的流向进行精确追踪。这种管理方式不仅避免了资产的随意挪用和浪费现象,还有效地提高了资产的使用效率。当资产达到报废或处置的条件时,医院也不能掉以轻心。会计制度要求医院对处置的资产进行严格的评估和审批,确保处置决策的合规性和经济效益。这一系列措施形成了医院资产管理的完整闭环,有力地保障了医院资产的安全与完整,为医院的稳健运营奠定了坚实的基础。

### 2. 定期进行资产清查,确保资产账实相符

为了保证医院资产的真实性和完整性,会计制度赋予了资产

清查工作极高的重要性。医院定期开展资产清查,不仅仅是对资产管理过程的一次全面体检,更是对医院内部控制效果的一次实际检验。通过资产清查,医院能够及时发现资产管理中的漏洞和问题,比如资产的意外丢失、损坏,或是账目与实际资产的不符等。这些问题的及时发现和解决,对于维护医院资产的安全和完整至关重要。同时,资产清查还能为医院提供一份真实、准确的资产清单。这份清单不仅详细记录了医院各项资产的数量、价值和使用状况,还为医院的决策提供了有力的数据支持。无论是进行设备更新、采购计划,还是进行财务预算和成本控制,准确的资产数据都是不可或缺的。为了确保资产清查的准确性和有效性,医院必须建立一套完善的清查制度和流程。这套制度应明确清查的范围、方法和责任人,确保每一步清查工作都有章可循、有人负责。只有这样,资产清查才能真正发挥其应有的作用,为医院的稳健运营提供坚实保障。

### (四)强化风险管理和内部控制

#### 1. 通过风险评估和内部控制措施降低财务风险

风险评估在医院财务管理中的重要性不容忽视,会计制度明确要求医院必须建立全面的风险评估机制。这一机制旨在对可能影响医院财务状况的各种风险因素进行全面、系统、科学的识别、分析和评估。这些风险因素多种多样,涵盖市场风险、信用风险、流动性风险等各个方面,每一种风险都可能对医院的稳健运营造成重大影响。通过对这些风险的深入了解和分析,医院能够更准确地把握自身的财务状况和市场环境,进而制定出一系列针对性的内部控制措施。例如,完善审批流程可以确保医院重大经济决策的科学性和合规性;强化内部审计则有助于提高医院财务管理的透明度和规范性,及时发现并纠正可能存在的财务问题。这些措施的实施,将有力地降低医院财务风险的发生概率,为医院的持续健康发展提供坚实保障。

**2. 提高医院应对风险的能力**

除了直接降低风险外,会计制度在医院风险管理中还发挥着提高应对风险能力的重要作用。它明确要求医院构建一套完善的风险管理体系。这一体系不仅涵盖风险预警机制,使医院能在第一时间捕捉到潜在风险信号,还包括风险应对策略和流程,确保医院在面临风险时能迅速、有序地做出反应,最大限度地减轻风险带来的损失。会计制度强调医院在内部控制建设方面的不断加强。通过优化内部管理流程、提升管理效率,医院可以打造一个更加稳健的运营环境,为应对外部风险提供坚实的内部支撑。一个健全的内部控制体系不仅能有效预防风险的发生,还能在风险发生后迅速启动应急机制,保障医院的正常运营。会计制度还着重指出,提升员工的风险意识和风险管理能力至关重要。通过定期的培训和教育活动,医院可以确保每位员工都具备基本的风险识别、评估和应对能力。

## 二、会计制度对医院财务内部控制的影响

### (一)提高内部控制的效率和效果

规范化的会计制度在医院运营中如同一座稳固的灯塔,为各

部门工作提供了明确的指引。通过明确各项经济业务的处理流程,这一制度确保了医院在复杂的经济环境中能够保持规范、有序的运营状态。这种规范性不仅体现在日常的经济业务处理上,更深入到医院的内部控制体系中,为医院的稳健发展提供了坚实的保障。具体来说,规范化的会计制度为医院各部门提供了一套统一的标准和程序。在执行各项经济业务时,各部门不再各自为政、各行其是,而是能够遵循这套标准和程序,步调一致地开展工作。这不仅避免了因部门间标准不一、程序混乱而导致的资源浪费和效率低下,更使得医院在整体上呈现出一种高度协同和高效运作的状态。例如,在采购与付款业务中,规范化的会计制度明确了从请购、审批、采购、验收、付款等一系列流程的操作规范。各部门在执行这些流程时,能够按照制度规定的标准和程序进行操作,确保了采购与付款业务的顺利进行。同时,这些操作规范还为内部审计和监督提供了有力的依据,便于医院及时发现和纠正可能存在的问题。

　　除了明确经济业务的处理流程外,规范化的会计制度还规定了内部控制的措施和方法。这些措施和方法旨在防止和发现错误和舞弊,提高内部控制的效果。其中,职务分离和授权审批是两种典型的内部控制措施。职务分离要求医院将不相容的职务进行分离,由不同的人员担任,以形成相互制约和监督的机制。例如,在现金管理中,出纳员负责现金的收付和保管,但不得兼任稽核、会计档案保管和收入、支出、费用、债权债务账目的登记工作。通过职务分离,医院能够有效地防止因职务重叠而导致的舞弊和错误。授权审批则要求医院在处理经济业务时,必须经过规定的审批程序,获得相应的授权后才能进行。这一措施能够确保医院在处理经济业务时遵循既定的政策和程序,防止因越权操作而导致的风险和损失。例如,医院重大投资项目需要经过董事会的审议和批准后才能实施。通过授权审批,医院能够确保投资项目的合法性和合规性,降低投资风险。

## (二)增强内部控制的透明度和可信度

会计制度在医院的财务管理中,犹如一套严谨细致的操作手册,它规范了医院如何按照既定的会计政策和核算方法,对经济业务进行精准的确认、计量和报告。这一制度的核心目标,就是确保财务信息的真实性、准确性和完整性,为医院的决策提供坚实可靠的数据支持。当医院遵循这一制度进行财务处理时,其内部和外部的利益相关者,包括股东、管理层、员工、供应商、客户、政府机构以及潜在的投资者和合作伙伴,都能获得一份清晰、一致的财务信息。这份信息如同一扇透明的窗户,让外界能够洞察医院的财务状况和经营成果,了解医院的盈利能力、偿债能力、运营效率等关键指标。这种透明度的提升,显著增强了医院内部控制的可信度和公信力。在过去,由于财务信息的不透明或失真,医院可能面临信任危机,甚至因此导致重大损失。而现在,有了规范的会计制度做保障,医院能够向外界展示其健康、稳定的财务状况,从而赢得更多信任和支持。

此外,透明的财务信息还有助于医院在资本市场上树立良好的形象。当投资者和债权人评估一家医院的投资潜力或信贷风险时,他们首先会关注这家医院的财务信息。如果这些信息是真实、准确且完整的,那么医院就更有可能获得投资者的青睐和债权人的信任,从而以更低的成本筹集资金,扩大经营规模。反之,如果财务信息缺乏透明度或存在误导性,那么医院就可能面临信誉受损、融资成本上升等不利后果。因此,会计制度在保障财务信息透明度方面,发挥着至关重要的作用。

### (三)促进医院内部各部门之间的协调与配合

会计制度在医院内部控制中扮演着至关重要的角色,它不仅是一套规范医院经济行为的准则,更是一套明确各部门职责和权限、促进部门间协调与配合的机制。通过会计制度的引导和规范,医院能够形成一个有序、高效的内部控制体系,从而推动医院的稳健发展。会计制度明确了各部门在内部控制中的职责和权限。这意味着每个部门都有自己明确的职责范围和权限界限,需要在规定的范围内行使职权、承担责任。例如,财务部门负责医院的财务管理和会计核算工作,需要确保财务信息的真实、准确和完整;采购部门负责医院的物资采购工作,需要确保采购活动的合规性和效益性。通过明确各部门的职责和权限,会计制度避免了因职责不清、权限不明而导致的相互推诿和扯皮现象的发生。在过去,由于缺乏明确的职责和权限划分,各部门之间经常出现工作重叠、责任推卸等问题。这不仅影响了医院的工作效率,还可能导致医院内部控制的失效。而现在,有了会计制度的规范,各部门能够各司其职、各负其责,形成了一种有序的工作氛围。

此外,会计制度还促进了部门之间的协调与配合。在内部控制中,各部门之间需要密切配合、协同工作,才能形成整体合力,提高内部控制的效率和效果。会计制度通过明确各部门的职责和权限、规定信息传递和沟通机制,为部门之间的协调与配合提供了有力的支持。例如,在预算编制过程中,财务部门需要与各部门进行充分的沟通和协调,了解各部门的业务需求和预算计划,才能编制出符合医院实际情况的财务预算。通过会计制度的引导和规范,各部门能够积极参与预算编制过程,提出合理的意见和建议,从而确保预算的准确性和可行性。

# 第六章 医院财务管理创新与发展趋势

## 第一节 信息技术在医院财务管理中的应用

### 一、自动化财务处理系统

#### (一)自动记录和处理财务数据

自动化财务处理系统在医院财务管理中发挥着举足轻重的作用。这一系统能够高效、准确地自动收集医院各部门产生的财务数据,包括收入、支出、资产、负债等各类信息。这些数据按照预设的规则被精准地分类、编码和存储,确保了数据的条理清晰和易于查询。这种自动化的数据处理方式不仅彻底改变了过去手工录入数据的烦琐和低效,更重要的是它极大地提高了数据的准确性和完整性。手工录入数据时,即便是再细心的工作人员也难免会出现疏漏或错误,而自动化财务处理系统则完全避免了这一问题,为医院提供了更加可靠、准确的财务数据。此外,该系统还能自动处理各种复杂的财务交易,如收款、付款、转账等。这些交易在系统中被迅速而准确地处理,并自动生成相应的凭证和账簿。这不仅大大减轻了财务人员的工作负担,还提高了工作效率,使得财务人员能够有更多的时间和精力去关注更高层次的财务管理问题。

## (二)提高财务处理的准确性和效率

自动化财务处理系统的应用为医院财务管理带来了革命性的变革。它不仅显著提高了数据处理的准确性,更在财务处理的效率上实现了质的飞跃。这一系统通过内置的校验和审核功能,对数据录入和处理的每一个环节都进行严格的自动检测和纠正,从而确保了财务数据的准确无误。这意味着,无论是收入、支出还是资产负债的数据,都能得到精确的记录和处理,为医院的财务决策提供了坚实的数据基础。同时,自动化财务处理系统的自动化处理功能彻底改变了财务人员过去繁琐的手工操作模式。财务人员无须再耗费大量时间和精力在数据录入、核算等基础性工作上,而是可以将这些任务交给系统高效完成。这使得财务人员有了更多的时间和精力专注于财务分析和决策支持等更高层次的工作,为医院的财务管理提供了更加专业和深入的支持。因此,自动化财务处理系统的应用不仅提高了财务管理的准确性,更在整体上提升了财务管理的水平和效率。

## 二、财务预算与计划系统

财务预算与计划系统,作为医院财务管理中的一项关键技术应用,充分展现了信息技术在提升财务管理水平方面的重要作用。该系统不仅为医院提供了一个全面、高效的财务预算和计划管理平台,更是确保医院财务目标顺利实现的有力保障。通过财务预算与计划系统的预算编制功能,医院能够充分结合历史数据和未来发展规划,制定出既符合实际又具有前瞻性的详细财务预算。这一过程不仅确保了预算的科学性和合理性,更为医院未来的发展奠定了坚实的财务基础。预算审批功能则进一步强化了预算的合规性和可行性。在预算提交后,系统会根据预设的审批流程自动将预算转至相关部门和人员进行审批。这一过程中,系统会对预算的各项指标进行严格审核,确保预算符合医院的整体发展战略和财务规划。预算执行监控功能是该系统的又一亮点。通过实时监控预算执行情况,系统能够及时发现预算执行过程中的问题和偏差,并自动发出预警提示。这使得医院能够迅速采取措施进行调整,确保预算的顺利执行。预算调整功能则体现了系统的灵活性和适应性。在预算执行过程中,若遇到实际情况与预算存在较大偏差时,系统能够根据医院的实际需求对预算进行灵活调整。这一功能不仅确保了预算的准确性和适应性,更体现了系统在医院财务管理中的实用价值。

## 三、成本控制与管理系统

### (一)实时监控和分析医院成本

成本控制与管理系统在医院财务管理中扮演着至关重要的角色。这一系统能够实时、全面地收集医院各部门产生的各类成本数据,包括人力成本、物资成本、设备成本等,为医院提供全面、准确的成本信息。在收集数据的基础上,成本控制与管理系统还具备强大的分类、汇总和分析功能。系统能够按照不同的成本类型和部门进行分类汇总,使得医院能够清晰地了解各项成本的分布情况和构成比例。同时,系统内置的成本分析模型和方法更为医院提供了深入剖析成本的工具。通过这些模型和方法,医院可以对各项成本进行趋势分析、结构分析、比率分析等,从而更加全面地了解成本的变化趋势和影响因素。这种深入的成本分析不仅有助于医院找出成本控制的重点和难点,更为医院制定有效的成本控制策略提供了有力支持。例如,通过对比不同部门的成本数据,医院可以发现成本较高的部门或项目,并进一步研究其原因和解决方案。同时,系统还可以根据历史数据和预测数据为医院提供成本预算和计划,帮助医院明确成本控制目标并制定相应措施。

## (二)提供成本控制策略和建议

在实时监控和分析医院成本这一核心功能的基础上,成本控制与管理系统的真正价值体现在其为医院提供具体的成本控制策略和建议上。这一系统并不满足于仅仅收集和展示数据,而是致力于将数据转化为具有实际指导意义的行动方案。系统会根据收集到的历史数据和通过先进算法生成的预测数据,为医院量身打造成本预算和计划。这些预算和计划并非一成不变,而是能够根据医院的实际运营情况和市场变化进行动态调整,确保医院始终有明确的成本控制目标。此外,成本控制与管理系统还配备了多种成本控制方法和工具,如同一个综合性的工具箱,供医院在实际操作中选择使用。成本核算功能可以帮助医院精确计算各项成本,确保每一分钱都花在刀刃上;成本分析则能够揭示成本背后的深层次结构和影响因素,为医院提供决策依据;而成本优化则是系统根据分析结果提出的针对性建议,帮助医院在不影响服务质量的前提下实现成本的有效降低。

## 四、财务分析与决策支持系统

### (一)提供多维度的财务数据分析

财务分析与决策支持系统以其强大的数据处理和分析能力,为医院管理层提供了深入洞察财务状况的"火眼金睛"。该系统对医院的财务数据进行细致入微的多维度分析,不仅涵盖了收入结构、成本构成等传统财务指标,还深入到了盈利能力、运营效率等关键业务领域。通过对比分析,系统能够清晰展示医院在不同时期、不同部门、不同项目上的财务表现差异,帮助管理层迅速定位优势和短板。趋势分析则揭示了医院财务状况的历史变迁和未来走向,为战略规划和预算制定提供了宝贵依据。而比率分析更是将复杂的财务数据转化为简洁明了的关键指标,使得管理层能够一目了然地掌握医院的经营效率和风险状况。这种全面、深入、多维度的财务分析,不仅为医院管理层提供了全面把握财务状况的"全景图",更为科学决策提供了坚实的数据支撑。在这个信息爆炸的时代,拥有这样一套高效、智能的财务分析与决策支持系统,无疑是医院在激烈的市场竞争中保持领先地位的重要法宝。

### (二)辅助医院管理层做出科学决策

财务分析与决策支持系统在为医院提供全面、精准的财务数据分析的同时,更进一步地融入了医院的实际情况和市场环境的考量。这使得该系统所生成的报告和建议不再是冰冷的数字堆砌,而是与医院运营紧密相连、具有实际应用价值的决策参考。在战略规划上,该系统能够基于历史数据和未来趋势预测,为医院量身定制长期和短期的发展目标。对于预算制定,它则能确保预算既符合医院的经济实力,又能满足日益增长的医疗服务需求。在成本控制方面,系统提供的多维度成本分析帮助医院找到了降低成本的途径,同时保证了服务质量和患者满意度。此外,资源配置也是该系统发挥巨大作用的一环。结合医院的实际运营情况和市场需求,系统为医院提供了关于人力、物力、财力等资源的优化配置建议,从而提高了资源的使用效率,减少了浪费。

## 五、电子支付与结算系统

### (一)简化患者支付流程

在传统的医院支付流程中,患者常常需要经历一系列繁琐的环节和手续。从排队挂号、缴费、取药到办理住院手续,每一个环节都可能需要耗费大量的时间和精力。特别是在高峰时段,患者往往需要忍受长时间的等待和拥挤不堪的环境,这无疑给他们的就医体验带来了极大的不便。然而,随着电子支付与结算系统的引入,这一切都得到了颠覆性的改变。该系统以其高效、便捷的特点,将原本复杂的支付流程大大简化。患者只需通过手机、自助终端等设备,就可以轻松完成支付操作。无论是在家预约挂号,还是在医院自助缴费、查询费用明细,都可以通过这些设备一键搞定。

### (二)提高医院资金流转效率

电子支付与结算系统的应用,在医疗领域引发了一场革命性的变革。它不仅极大地便利了患者,更对医院的运营管理产生了深远的影响。这一系统的自动化特性,使得资金的结算和归集工作变得前所未有的高效和准确。医院无须再耗费大量人力物力去处理繁琐的账务,系统能够实时、准确地完成资金的清算和入账,从而确保医院能够更加及时地收到款项。这种及时性的提升,不仅优化了医院的现金流管理,更减少了坏账和呆账的风险。过去,由于手工操作和管理的局限性,医院在账务处理上难免会出现疏漏和延误,从而给坏账和呆账的滋生提供了土壤。而现在,有了电子支付与结算系统的助力,这些问题得到了根本性的解决。此外,该系统还具备强大的报表和统计功能。医院可以通过系统轻松生成各种财务报表和统计数据,无论是收入支出明细、科室业绩分析还是患者费用统计,都可以做到一目了然。这为医院的财务管理提供了更加便捷、高效的工具,使得管理层能够更加准确地把握医院的财务状况和经营成果,从而做出更加明智的决策。

## 第二节 医院财务管理创新的理论基础 与实践探索

### 一、大数据与人工智能在医院财务管理中的应用

大数据与人工智能的融合,为现代财务管理领域注入了强大

的活力,尤其是数据处理和分析方面,有了前所未有的提升。这种技术的结合不仅推动了财务管理的数字化转型,还极大地提升了医院财务工作的质量和效率。在大数据的助力下,医院如今能够轻松收集和整合来自各个渠道、各种格式的财务数据。这些数据包括历史交易记录、市场趋势、客户行为、供应链信息等,数量庞大且种类繁多。而人工智能技术的引入,则使得医院能够对这些海量数据进行深度挖掘和智能分析。

人工智能算法能够自动识别和提取数据中的关键信息,通过模式识别、机器学习等技术手段,对数据进行趋势预测、异常检测等操作。这意味着财务人员不再需要花费大量时间和精力进行手工数据处理和分析,而是可以依靠智能系统快速获取准确、有价值的财务信息。这种智能化的财务分析不仅提高了分析的准确性和效率,更重要的是,它能够帮助医院发现隐藏在数据中的商业洞察和潜在价值。例如,通过智能预测模型,医院可以更准确地预测未来的销售收入、成本变动等财务状况,从而制定出更加科学合理的财务计划和预算。

在风险管理方面,人工智能也展现出了强大的能力。传统的风险管理往往依赖于人工经验和直觉,难以做到全面和精准。而基于大数据和人工智能的风险管理系统,则能够自动识别和评估各种潜在的财务风险,如市场波动、信用风险、流动性风险等,并提前制定出相应的应对策略,帮助医院有效规避和降低风险。此外,在成本控制领域,大数据和人工智能也发挥着重要作用。医院可以通过智能分析系统,实时监控和分析各项成本的发生和变动情况,找出成本控制的关键点和优化空间,从而制定出更加精细化的成本管理策略,提高医院的盈利能力和竞争力。

## 二、医院财务管理中区块链技术的潜力及面临的挑战

区块链技术,作为近年来备受瞩目的新兴技术,以其独特的去中心化、不可篡改的特性,为财务管理领域带来了革命性的变革。这一技术的引入,不仅从根本上提升了财务交易的安全性和真实性,还极大地提高了交易的透明度和效率,为现代医院的财务管理注入了新的活力。在传统的财务管理模式中,信任问题一直是一个难以解决的痛点。由于中心化机构的存在,数据篡改、欺诈等风险始终难以完全避免。而区块链技术的出现,有望从根本上解决这一问题。通过构建一个去中心化的财务交易平台,医院能够实现与供应商、客户等合作伙伴之间的直接交易,无须再通过第三方机构。这不仅降低了交易成本,还极大地提高了交易的安全性和可信度。

除了解决信任问题外,区块链技术在财务管理中的应用还体现在优化内部审计流程上。在传统的审计过程中,由于数据的不透明性和可篡改性,审计人员往往需要花费大量的时间和精力去核实数据的真实性和准确性。而借助区块链技术,所有的交易数据都被永久性地记录在区块链上,无法被篡改或删除。这意味着审计人员可以直接从区块链上获取真实、完整的数据,从而大大提高审计的效率和准确性。然而,尽管区块链技术在财务管理领域展现出了巨大的潜力,但其在实际应用中仍然面临诸多挑战。首先,技术成熟度是一个不容忽视的问题。目前,区块链技术还难以应对大规模的商业应用,尤其是在处理复杂、高频的财务交易时,

其性能往往无法满足需求。此外,随着技术的不断发展,如何确保区块链系统的安全性和稳定性也是一个亟待解决的问题。

## 三、其他新兴技术对医院财务管理创新的影响

在数字化时代,除了大数据、人工智能和区块链技术外,众多其他新兴技术也正在对财务管理领域产生深远影响,重塑着医院财务管理的面貌。这些技术为医院带来了前所未有的机会,同时也伴随着一系列新的挑战。云计算技术,以其灵活性和高效性,正在成为医院财务管理的重要基石。通过云计算,医院能够轻松实现财务数据的集中存储、处理和分析,打破了传统财务管理在时间和空间上的限制。这不仅提升了财务工作的效率,还使得医院能够更加灵活地应对市场变化和业务需求。物联网技术的兴起,则为财务管理提供了全新的视角。通过物联网设备,医院能够实时监控和追踪实物资产的状态和位置,将这些信息与财务数据进行无缝对接。这不仅提高了资产管理的效率,还有助于医院更加精准地进行成本控制和预算规划。

5G 通信技术的普及,使财务管理系统具有了更快速、更稳定的数据传输和处理功能。在 5G 网络的支持下,财务数据能够在瞬间完成跨地域、跨部门的传输和共享,极大地提升了财务管理的协同性和实时性。这使得医院能够更加迅速地做出决策,把握市场机遇。这些新兴技术的应用,不仅提高了财务管理的效率和准确性,更重要的是,给医院带来了新的商业机会和竞争优势。例如,通过云计算和大数据技术,医院能够深入挖掘市场需求,开发出更加符合客户需求的产品和服务。而物联网技术则有助于医院实现

智能化生产和管理,提升医院的运营效率和盈利能力。然而,与此同时,这些新兴技术也带来了一系列的风险和挑战。首先,数据安全和隐私保护问题日益凸显。在数字化时代,财务数据的安全性和隐私性面临着前所未有的威胁。医院需要加强数据安全管理,采取有效的加密和防护措施,确保财务数据的安全和完整。

此外,新兴技术的应用也需要医院进行大量的投资和技术更新。这对于许多医院来说是一项巨大的挑战,尤其是对于那些资金和技术实力有限的小型医院来说。因此,医院需要在进行技术创新的同时,充分考虑其经济可行性和长期效益。

# 第三节　医院财务管理未来的发展趋势与展望

## 一、数字化与自动化

### (一)数字化转型的推动力

数字化转型在财务管理领域中的推动力,确实可以从医院内部需求与外部环境压力两大维度进行深入剖析。医院内部对于数字化转型的渴求,源于对传统财务管理方式效能的瓶颈认知。随着医院规模的不断扩张和业务线条的日益复杂化,单纯依赖手工操作和管理的方式不仅效率低下,而且难以保证数据的准确性和时效性。数字化转型则如同一把钥匙,能够打开财务管理效能提升的大门。通过数字化转型,医院可以实现财务数据的实时更新和自动处理,大幅减少人工干预和错误,提高工作效率。更重要的是,数字化转型还能够赋予医院智能分析的能力,通过对海量数据的挖掘和分析,帮助医院发现隐藏在数据背后的价值,为决策提供有力支持。而外部环境的压力则为医院数字化转型提供了更为紧迫的动力。在数字化时代,市场的竞争态势已经发生了根本性变化。传统的产品竞争固然重要,但数据和信息的竞争已经成为医院之间新的角力场。谁能在这场竞争中更快地获取、处理和应用数据,谁就能抢占先机,赢得市场。此外,新技术的快速发展也为财务管理带来了前所未有的可能性。人工智能、区块链等前沿技术的不断突破和应用,为财务管理提供了更为广阔的创新空间。这些新技术不仅能够帮助医院解决传统财务管理中的难题,还能够推动财务管理向更高层次发展。

## (二) 自动化技术在医院财务管理中的应用

### 1. 自动化记账和核算

通过预设的规则和算法,自动化系统在财务管理中发挥着越来越重要的作用。它能够自动处理大量的财务交易和数据,无需人工干预,即可生成准确的财务报表和核算结果。这不仅极大地减少了由于人为因素导致的错误,如数据录入错误、计算错误等,从而提高了数据的准确性和可靠性,还显著提高了工作效率。过去,财务人员需要花费大量时间和精力进行手工操作,而现在,自动化系统可以快速地完成这些任务,使财务人员能够将更多的精力投入到分析、决策等更有价值的工作中。此外,自动化系统还能够实现数据的实时更新和处理,为医院提供最新的财务信息,帮助医院更好地把握市场变化和业务机会。

**2. 智能预算和预测**

基于丰富的历史数据和先进的机器学习算法，自动化系统展现出了强大的智能预测功能。它能够深入挖掘数据中的潜在规律和趋势，从而精准地预测医院未来的财务状况。这种预测不仅涵盖了收入、支出、现金流等关键财务指标，还能提供对市场动态、经济环境变化的敏锐洞察。这种智能预测功能对于医院而言具有极高的价值。它能帮助医院更加科学地制定合理的预算和计划，优化资源配置，降低运营风险。通过提前了解未来可能的财务状况，医院可以更加从容地应对市场挑战，把握发展机遇，从而实现持续稳健的发展。

**3. 自动化审计和监控**

通过精心设定风险阈值和监控规则，自动化系统如同一名不知疲倦的财务哨兵，全天候地实时监控着医院的财务状况和风险情况。一旦数据出现异常波动或违规行为，系统便会立即触发警报，将相关信息实时推送给管理人员。这种实时监控的能力，不仅大幅提升了医院对财务风险的应对速度，还有效地降低了因人为疏忽或恶意操作导致的损失。同时，自动化系统的监控记录也为事后的审计和追责提供了有力依据，进一步强化了医院的内部控制和风险管理机制。在日益复杂多变的商业环境中，这无疑为医院筑起了一道坚实的财务安全屏障。

## （三）数字化与自动化给医院带来的挑战与机遇

虽然数字化与自动化为财务管理领域带来了显著的便利和进

步,但在实际应用过程中,医院也确实面临着一些挑战和机遇。在技术实施方面,数字化与自动化的推进并非一帆风顺。首先,医院需要投入大量的资金和时间来进行技术选型、系统搭建和后期维护。这不仅包括软硬件的购买成本,还包括技术团队的培训和人力成本。更为复杂的是,在技术实施过程中,医院可能会遇到各种技术难题和集成问题。不同系统之间的数据接口、兼容性以及安全性等问题都需要仔细考虑和解决。一旦处理不当,就可能导致系统的不稳定甚至数据泄露等风险。

## 二、人工智能与智能财务

### (一)人工智能在医院财务管理中扮演的角色

在财务管理领域,人工智能的应用已经变得日益重要,它主要扮演着自动化、智能化处理和分析财务数据的核心角色。通过深度学习和自然语言处理等尖端技术,人工智能能够迅速而准确地自动识别和提取财务数据中的关键信息。这不仅包括数字和数据条目,还涉及各种财务文件和报告的解读,从而实现了高效的数据录入、分类和整理。这种自动化处理大大减轻了财务人员的工作负担,提高了数据处理的效率和准确性。更为重要的是,人工智能还能对财务数据进行深度智能分析。通过对大量历史数据的挖掘和学习,人工智能能够发现数据中的异常模式、潜在风险和市场趋势。这种分析能力远超传统的人工分析,为医院提供了更为全面、深入的财务信息支持,帮助医院在复杂的市场环境中做出更为明智的决策。除了数据分析外,人工智能在财务管理中还实现了多个自动化流程。例如,自动化报销系统能够简化烦琐的报销流程,减少人为错误和延误;自动化对账系统则能够实时核对账目,确保数据的准确性和一致性。这些自动化流程不仅提高了财务工作的效率,还降低了人为操作的风险。同时,通过机器学习技术,人工智能还能持续优化自身的算法和模型。这意味着随着时间的推移,人工智能在处理财务数据和分析预测方面的能力将不断提升,为医院提供更为准确、可靠的财务信息和服务。这种持续学习和优化的能力是人工智能在财务管理领域中的一大优势,也是其未来发展的重要方向。

## (二)智能财务的未来发展方向

智能财务的未来发展方向无疑是广阔而深远的,它预示着财务管理领域将迎来一场由技术驱动的革命。首要的发展方向便是智能化决策支持系统的进一步完善。借助大数据分析、机器学习等尖端技术,人工智能将能为医院提供更加精准、个性化的决策支持。这意味着,未来的财务管理将不再局限于对历史数据的简单分析,而是能够基于海量数据,挖掘出更深层次的规律和趋势,为医院的战略规划和日常运营提供有力依据。自动化流程的进一步拓展也是智能财务发展的重要方向。随着技术的不断进步,人工智能将实现更多财务流程的自动化,如自动化审计、自动化税务申报等。这将不仅极大地提高财务工作的效率和质量,还能降低人为错误的风险,提升医院的整体运营水平。想象一下,未来的财务人员将不再被繁琐的数据录入和核对工作所困扰,而是能够将更多精力投入到高价值的分析和决策中。智能化风险管理的进一步强化也是值得关注的发展方向。在日益复杂多变的商业环境中，医院面临着越来越多的财务风险。而人工智能凭借其强大的数据处理和分析能力，将能够更加准确地识别和评估这些风险，为医院提供更加及时、有效的风险管理方案。这意味着，未来的医院将能够更加从容地应对各种市场挑战和不确定性，实现稳健、可持续的发展。

## 三、区块链技术与分布式财务

### （一）区块链技术在医院财务管理中的应用前景

#### 1. 提高财务数据的安全性和透明度

区块链技术以其独特的去中心化、加密和不可篡改的特性，为财务管理领域带来了革命性的安全保障。在传统的财务管理系统中，数据通常集中存储在中心化服务器上，这样的架构使得数据面临着被黑客攻击、恶意篡改或内部泄露的巨大风险。然而，区块链技术的出现彻底改变了这一局面。通过将财务数据分散存储在多个节点上，并确保每个节点都拥有完整的数据备份，区块链技术构建了一个坚不可摧的数据安全屏障。任何对数据的篡改或攻击都会立即被网络内的其他节点所察觉并阻止。同时，区块链的透明性特性使得所有交易记录都开放可查，这大大提高了财务数据的透明度，降低了财务舞弊和欺诈行为的可能性，为医院的稳健运营提供了有力保障。

#### 2. 优化财务流程和降低成本

区块链技术正逐步渗透到财务管理的各个环节，以其独特的优势简化传统财务流程,显著降低管理成本。在供应链金融领域,该技术展现出了巨大的潜力。通过区块链,供应链上下游医院能够实现实时、透明的信息共享,这不仅减少了信息传递过程中的延迟和失真,更加强了医院间的信任与合作。这种信任编织的透明网络极大地提高了融资效率,同时降低了因信息不对称而产生的融资成本。此外,区块链技术在发票管理、报销审批等日常财务流程中也大放异彩。它能够实现流程的自动化和智能化处理,大幅减少人工干预,从而提高工作效率,确保数据的准确性。这无疑为医院带来了更加高效、精准的财务管理体验。

### 3. 增强财务数据监管力度

区块链技术的不可篡改性赋予了财务数据前所未有的真实性和可信度。这一特性意味着一旦数据被记录在区块链上,就无法被任意更改或删除,从而确保了数据的原始性和准确性。对于增强财务数据监管力度确保其合规性而言,是一个巨大的助力。监管机构可以利用区块链技术,实时地监控和审计医院的财务数据,确保这些数据不仅真实可信,而且符合相关法规和规定。此外,在反洗钱、反腐败等关键领域,区块链技术也展现出了巨大的潜力。通过追踪区块链上的交易记录,监管机构能够清晰地追踪到资金的流向,为打击违法犯罪行为提供了有力的技术支持。这使得区块链技术不仅成为财务管理领域的一大革新,更是维护金融秩序和社会公正的重要工具。

### 4. 推动财务创新和业务转型

随着科技的飞速发展,区块链技术已成为引领各行业创新与转型的重要力量,在医院财务管理领域,区块链技术的应用同样展现出了巨大的潜力,有望解决传统管理中的诸多痛点,并推动业务流程的根本性优化与升级。区块链技术的核心机制是去中心化和数据不可篡改,这为医院财务管理带来了前所未有的透明度和安全性,通过区块链,每一笔财务交易都可以被永久、安全地记录在链上,确保数据的真实性和完整性,大大降低了财务舞弊的风险。智能合约是区块链技术在医院财务管理中的一大应用亮点。通过智能合约,医院可以自动化处理各类财务流程,如采购、报销、薪资发放等,不仅提高了工作效率,还减少了人为错误和延误。智能合约的精确执行特性,使得合同条款被无误地履行,为医院财务管理带来了更高的准确性和可靠性。此外,区块链技术还有助于医院实现更高效的供应链管理,通过区块链技术,医院可以实时监控药品、设备等物资的采购、库存和使用情况,确保物资的及时供应和合理使用,降低库存成本和浪费。在医院与患者之间的财务交互方面,区块链技术也大有可为,通过区块链技术,患者可以更方便地支付医疗费用,医院也可以更高效地处理患者的支付请求,提高患者满意度和医院的服务质量。

### (二)区块链技术与分布式财务系统面临的挑战与机遇

#### 1.技术挑战

(1)可扩展性问题

随着交易数据的迅猛增长,区块链的可扩展性问题日益凸显,成为制约其进一步发展的重大挑战。在面对海量交易时,如何确保系统依旧能够高效、稳定地运行,不让用户经历漫长的确认时间和拥堵的网络,已成为当前亟待解决的问题。这不仅需要技术上的持续创新和优化,比如通过提升区块大小、采用分层结构或侧链等方案,还需要整个行业的共同努力和合作,以推动区块链技术不断向前发展,更好地满足日益增长的交易需求。

(2)隐私保护与安全性

区块链技术的匿名性为用户提供了隐私保护,而如何在确保透明性的同时防止隐私泄露,确实是一个复杂的问题。透明性意味着交易和数据对所有人开放,而匿名性则旨在保护用户的身份。为了平衡这两者,需要更高级别的加密技术和隐私保护协议。同时,随着区块链的普及,它也成了潜在攻击者的目标。因此,加强系统的安全防护、及时发现和修复安全漏洞,是确保财务系统安全稳定的关键所在。

**2. 法规与合规性挑战**

(1)监管缺失

目前,区块链和分布式财务系统作为新兴领域,其监管框架仍然处于不断完善的过程中。这种监管的不确定性可能给市场带来风险,导致参与者的合法权益无法得到充分保障,甚至可能引发法律纠纷。为了解决这一问题,政府和国际组织需要紧密合作,加强沟通,共同研究制定适应这一新技术特点的法规和指导原则。通过这样的努力,我们可以为区块链和分布式财务系统的健康发展提供一个更加明确、稳定的法律环境。

(2)合规性难题

区块链的去中心化特性为分布式财务系统带来了前所未有的优势,但同时也使得传统的合规性检查方法变得不再完全适用。

在这一新环境下,如何确保系统运作符合现有的法律和监管要求,成为整个行业必须面对和解决的重大挑战。这不仅需要医院和开发者深入理解法律法规,将其融入系统设计中,还需要监管机构积极更新监管手段,以适应这一新兴技术的发展。通过双方的共同努力,才能确保分布式财务系统在合规的轨道上稳健前行。

**3. 业务应用机遇**

(1)优化财务流程

智能合约与自动化执行相结合,使得区块链技术在医院财务流程中展现出巨大潜力。传统财务流程中,许多环节需要人工操作,不仅效率低下,还容易出错。而智能合约能够自动执行预设的规则和条件,如自动支付、结算和合规性检查等,从而大幅减少人工干预,降低成本,并提高操作的准确性。此外,区块链技术的不可篡改性也保证了数据的安全性和可信度,进一步提升了医院财务流程的效率和可靠性。

(2)增强透明度与信任

区块链的透明性特性为其赢得了各参与方的深度信任。在这一技术的支持下,每一笔交易、每一条数据都被永久性地记录在区块链上,供所有参与者查阅,确保了信息的公开和透明。这种透明性不仅减少了信息不对称所带来的风险,还促进了各参与方之间的广泛合作和信息共享。因为各方都清楚,任何不正当的操作都将在区块链上留下痕迹,被其他参与者所察觉,这种自我监管的机制使得合作更加诚信、高效。

# 参 考 文 献

[1]王玉春. 财务管理(第六版)[M]. 南京:南京大学出版社,
 2022. 363.

[2]蒋泽生,宋慧骏,刘培银等. 财务管理决策实务技能训练[M].
 北京:中国人民大学出版社,2021. 231.

[3]李俊秀. 医院财务管理的转型与创新研究[M]. 昆明:云南人
 民出版社,2019. 121.

[4]赵立韦. 财务管理理论与实务[M]. 成都:西南交通大学出版
 社,2018. 439.

[5]李乐波. 新医改下公立医院财务管理要点·解析·例举[M].
 杭州:浙江工商大学出版社,2014. 292.

[6]吴淼,蔡冬华,陈峥珍. 医院财务管理研究[M]. 北京:世界图
 书出版公司,2012. 173.

[7]毛丽霞. 新会计制度下财务管理模式的创新实践 [J]. 财会学
 习,2020,(07):37-38.

[8]黄鹏飞. 精益化财务管理的实践探析——基于 A 医院的实践
 [J]. 投资与创业,2024,35 (01):38-40.

[9]杨燕杰. 创建科学合理财务管理体系的实践与思考 [J]. 经济
 师,2024,(01):82-83+85.

[10]曾艳. 医院构建世界一流财务管理体系的实践探索 [J]. 财政监督, 2024, (01): 93-98.

[11]丁雪. 基于"业财融合"视角的医院全面预算管理 [J]. 纳税, 2023, 17 (36): 70-72.

[12]杨莉. 公立医院开展运营管理实践分析 [J]. 山西财税, 2023, (12): 50-52.

[13]章晓聪. 数据可视化在财务管理中的实践应用 [J]. 投资与创业, 2023, 34 (24): 67-69.

[14]厚文健. 浅析人工智能对我国医院财务管理的影响及应对策略 [J]. 医院改革与管理, 2023, (24): 65-67.

[15]李笛. "互联网+医疗"环境下医院财务内控管理实践探讨 [J]. 财会学习, 2023, (36): 161-163.

[16]畅彦玲. 科学动态协同提升财务精益化管理水平 [J]. 中国集体经济, 2023, (34): 113-116.

[17]杜光平. 基于财务共享的项目全流程财务管理体系建设与实践 [J]. 施工医院管理, 2023, (12): 78-79.

[18]朱龙辉. 财务管理中的风险管理策略与实践探析 [J]. 环渤海经济瞭望, 2023, (11): 143-145. .

[19]钱莉芳. 内部控制在公立医院财务管理中的实践探讨 [J]. 财会学习, 2023, (33): 161-163.

[20]卜凡义. 数字化背景下财务管理创新实践研究 [J]. 营销界, 2023, (20): 164-166.

[21]张卫华. 财务风险管理在会计实践中的应用研究 [J]. 财讯, 2023, (20): 165-167.

[22]于海波. 医院供应链金融的财务管理工作探讨 [J]. 财经界,
2023, (30)：135-137.

[23]郭景召. 数智化财务管理转型与应用实践 [J]. 冶金财会,
2023, 42 (09)：4-8.

[24]李义平,姚意帆,文馨梓. 基于 ODR 的医院智慧财务管理信
息化建设实践——以深圳市第三人民医院为例 [J]. 中国管
理信息化, 2023, 26 (18)：89-92.

[25]刘敏. 大数据视角下我国制药企业财务管理创新思路分析
[J]. 现代营销(上旬刊), 2023, (09)：75-77.

[26]王翠平. 医院财务管理由核算型向决策型转变的实践研究
[J]. 现代营销(上旬刊), 2023, (09)：54-56.

[27]丘小乐. 财务管理在提升医院内控绩效中的功能分析及实践
[J]. 市场瞭望, 2023, (17)：75-77.

[28]郭慧. 财务共享中心的医院财务管理模式创新实践及研究
[J]. 江苏科技信息, 2023, 40 (23)：70-72+77.

[29]孙赫阳. 完善医院财务管理的实践路径分析 [J]. 中国物流
与采购, 2023, (15)：135-136.

[30]徐莹. 新会计准则对医院财务管理会计实务的影响分析
[J]. 金融文坛, 2023, (08)：139-141.

[31]陈冬梅.医院财务绩效管理的优化路径探析[J].中国乡镇企
业会计,2023,(07):97-99.